༄། །རིམས་སྲུང་དང་འབྲེལ་བའི་བོད་ལུགས་གསོ་རིག་མཁས་པའི་ཞལ་གདམས་བརྒྱ་རྩ་བརྒྱད་བཞུགས་སོ།།

藏医防疫箴言一百零八则

བན་ཟུར་འཇིགས་མེད་ཀྱིས་རྩོམ་སྒྲིག་བྱས།

晋美　编著

སི་ཁྲོན་མི་རིགས་དཔེ་སྐྲུན་ཁང་།

四川民族出版社

图书在版编目（CIP）数据

藏医防疫箴言一百零八则：汉文、藏文 / 晋美编著
. — 成都：四川民族出版社，2021.10（2023.11重印）
ISBN 978-7-5733-0087-4

Ⅰ. ①藏… Ⅱ. ①晋… Ⅲ. ①藏医—疾病—预防(卫生)—汉、藏 Ⅳ. ①R291.401

中国版本图书馆CIP数据核字(2021)第203975号

ZANGYI FANGYI ZHENYAN YIBAI LING BA ZE

藏医防疫箴言一百零八则

晋美　编著

出 版 人　泽仁扎西
责任编辑　胡　榕　陈　光　俄　热　当子扎西
责任校对　赵正梅　李　霞
责任印制　温祥宇
封面设计　杨　永
出版发行　四川民族出版社
成品尺寸　107mm × 175mm
印　　张　3.25
字　　数　90千
制　　作　成都华桐美术设计有限公司
印　　刷　成都双流鑫鑫印务有限公司
版　　次　2021年10月第1版
印　　次　2023年11月第4次印刷
书　　号　ISBN 978-7-5733-0087-4
定　　价　25.00 元

སྔོན་འགྲོའི་གཏམ།

ཉེས་གསུམ་འབྱུང་ལྷ་གདགས་སྲིབས་གཉེན་པོ་བཞིའི། །
ལུགས་ལ་མཁས་ཤིང་གསོ་དཔྱད་རྒྱ་མཚོའི་བཅུད། །
ལེགས་པར་བསྡུས་པ་དཔལ་ལྡན་རྒྱུད་བཞི་ཡི། །
བྱེད་པོ་གཡུ་ཐོག་གསར་རྙིང་དུས་ཀུན་རྒྱལ། །

ཞེས་མཆོད་པར་བརྗོད་པའི་ཚིག་གིས་མདུན་བསུས་ཏེ་གང་གླེང་བར་བྱ་བ་ནི་བསིལ་ལྗོངས་འགྲོ་བ་སྤྱི་མཐུན་གྱི་བསོད་ནམས་སྟོབས་ལས་བྱུང་བའི་བོད་རིག་པ་སྤྱི་དང་ཡང་སྙོམས་ཕྱི་ཐུན་མོང་གི་རིག་པ་ལས་རྗེས་འཛིན་གསོ་བ་རིག་པ་འདི་ཉིད་ནི་འགྲོ་ཀུན་མི་ན་བར་གནས་པར་བྱ་བ་དང་ན་བ་གསོ་བར་བྱ་བའི་ཐབས་མཆོག་དམ་པ་ཡིན་ལ་ནད་ཀྱི་རིགས་སུ་གྱུར་པ་ཀུན་གྱི་གཉེན་པོ་ཁྱད་དུ་འཕགས་པ་ཞིག་ཡིན།

ཉེ་བའི་ཆར་གོ་ལ་ཧྲིལ་པོར་ཧོག་གསར་གློ་ཚད་བྱ་བའི་གཉན་རིམས་ནད་ཀྱིས་འགྲོ་བ་དུ་མའི་ཚེ་སྲོག་ལ་རྐོལ་ཞིང་། འཛམ་གླིང་སྤྱིའི་རིག་གནས་དང་། དཔལ་འབྱོར་སོགས་ལ་གྱོང་གུན་ཚབས་ཆེན་ཐེབས་བཞིན་པ་ནི་ཀུན་གྱི་མཐོང་ཆོས་སུ་གྱུར། དེ་ལ་རྒྱལ་ཁབ་དང་མི་རིགས་མི་འདྲ་བས་ཐབས་ལམ་སྣ་ཚོགས་

ཀྱི་སྒོ་ནས་རིམས་སྲུང་དང་རིམས་ནད་བཅོས་ཐབས་ཀྱི་བྱ་བར་བརྩོན་ཞིང་། རང་རྒྱལ་གཙོ་བོར་གྱུར་པའི་རྒྱལ་ཁབ་མི་ཉུང་བ་ཞིག་ལ་ནད་གཞི་འགོག་བཅོས་ཀྱི་ཐད་གྲུབ་འབྲས་གང་འཚམ་ཞིག་ཐོབ་ཡོད།

སྐབས་འདིར་སྤྱི་ལོ་༢༠༡༩ལོའི་ལོ་མཇུག་ཏུ་ཏོག་གསར་སྒློ་ཚད་ཐོག་མར་དར་ཞིང་མཆེད་པའི་སྐབས་ས་གནས་གང་སར་ནད་གཞི་སྔོན་འགོག་གི་དྲིལ་བསྒྲགས་ཤུགས་ཆེར་བྱས་པ་སྟེ། བརྙན་འཕྲིན་དང་རླུང་འཕྲིན། སྐད་འཕྲིན། དྲ་རྒྱ། འགེལ་བྱང་། ཤོག་བྱང་སོགས་ཀྱི་ཐབས་ལམ་ལ་བརྟེན་ནས་དམངས་ཡོངས་ཀྱིས་ནད་གཞི་འདི་ཉིད་ལ་རྒྱུས་མངའ་དང་སྔོན་འགོག་གི་གོ་རྟོགས་མཐོར་འདེགས་ཀྱི་བྱ་བ་རབ་དང་རིམ་པ་བསྒྲུབས། འོན་ཀྱང་རིམས་སྲུང་དང་འབྲེལ་བའི་ཤེས་བྱ་རྣམས་གཞན་སྐད་ནས་ཚུར་བསྒྱུར་ཏེ་དྲིལ་བསྒྲགས་བྱས་པ་ཤ་སྟག་ཡིན་པས་དེ་ལ་དགེ་མཚན་ནི་ལོས་ཡོད་ཀྱང་། བོད་ཁུལ་ལ་མཚོན་ན་སྒྱུར་ཡིག་འགའ་ཞིག་བརྗོད་པ་མི་བདེ་བ་དང་། འགའ་ཞིག་གཞན་ལུགས་གསོ་རིག་ཆེད་ལས་ཀྱི་ཐ་སྙད་དམིགས་བསལ་ཅན་མང་བས་གོ་བ་ལོན་དཀའ་བ། དེ་བས་བོད་རང་གི་རིག་གནས་དང་བོད་ཀྱི་སྔོན་བྱོན་དྲང་སྲོང་རྣམས་ཀྱིས་མཛད་པའི་རྗེས་འཛིན་གསོ་བ་རིག་པ་གཞན་ལ་ངོམས་ན་ངོམས་རིན་ཆོག་པ་འདི་ཉིད་ཀྱི་ཁྱད་ཆོས་སྨྲ་རྩེའི་ཟིལ་པ་ཙམ་ཡང་མངོན་མི་ཐུབ་པས་རང་གི་མེས་པོ་དང་རང་ལུགས་གསོ་རིག་གི་མཁས་པས་ལོ་ངོ་

སྟོང་ཕྲག་འགའ་ཞིག་གི་སྔོན་ནས་རིམས་ནད་ཤེས་རྟོགས་དང་། ངོས་འཛིན། སྔོན་འགོག བཅོས་ཐབས་སོགས་ཀྱི་ཐད་ལ་ཤིང་རྟའི་ལམ་སྲོལ་ཕྱེས་ཟིན་ལ་དེ་འབྲེལ་གྱི་གཞུང་ལུགས་ཕུན་སུམ་ཚོགས་ཤིང་། ནད་ཐོག་དངོས་ཀྱི་སྦྱོང་བྱང་རྩེར་སོན་གྱི་ཁྱད་ཆོས་རྣམས་དུས་ཐོག་ཆར་པའམ་རྣག་ཐོག་གཙགས་འཁིལ་གྱི་ཚུལ་དུ་མངོན་ཕྱིར་བོད་ལུགས་གསོ་རིག་གི་གནའ་དཔེ་གླེགས་བམ་བརྒྱ་ཕྲག་ལྷག་ཞིབ་མཇལ་གྱིས་སྔོན་བྱོན་འཚོ་བྱེད་དམ་པའི་ཞལ་གདམས་གསེར་ཞུན་འདྲ་བ་རྣམས་བརྗོད་གཞི་དང་མཐུན་པའི་པར་རིས་དང་འབྲེལ་ནས་སྤྱི་ལོ་༢༠༢༠ལོའི་ཟླ་གཉིས་པ་ནས་བདག་རང་ཉིད་ཀྱི་སྐད་འཕྲིན་དྲ་ཚིམས་སུ་ཉིན་རེར་བོད་ལུགས་གསོ་རིག་མཁས་དབང་གི་རིམས་སྲུང་ཞལ་གདམས་གསུམ་རེ་བོད་ཡིག་གི་ཐོག་ནས་སྤེལ་ཏེ་བོད་ཀྱི་སྲོལ་རྒྱུན་གསོ་བ་རིག་པའི་ཁྱད་ཆོས་མངོན་པར་བྱས།

དེང་སྐབས་ནི་ཆ་འཕྲིན་གྱི་དུས་རབས་ལ་བརྟེན་སྐབས་དེར་སྐྱེར་གྱི་དྲ་ཚིམས་དང་། སྤྱི་སྐྱིགས་མང་པོས་བརྒྱུད་བསྐུར་དང་མུ་བཀོད་བྱས་ལ་དགེ་བའི་བཤེས་གཉེན་དང་། ལས་གྲོགས། དྲ་གྲོགས་མང་པོ་ཞིག་གིས་དངོས་ཤུགས་ཅི་རིགས་ནས་ལེགས་གཟོའི་གཏམ་དང་དེ་བས་མང་བའི་རིམས་སྲུང་གི་ཤེས་བྱ་འཚོལ་བསྡུ་དང་བརྒྱུད་སྤེལ་བྱེད་དགོས་པའི་ཐུགས་བརྩེའི་བཀའ་སློབ་དུ་མ་གནང་བ་ལ་བརྟེན་ནས་བྱ་བ་འདི་ཉིད་ཉིན་གཅིག་ཀྱང་མ་བསྐྱུངས་པར་མཐར་བོད་ལུགས་གསོ་རིག་མཁས་

དབང་གི་རིམས་སྲུང་ཞལ་གདམས་བརྒྱ་རྩ་བརྒྱད་བྱ་བ་འདི་ཉིད་ཡོངས་སུ་ལེགས་གྲུབ་བྱུང་ལ་ལྷག་བསམ་ཅན་དུ་མས་དེ་དག་ཚང་མ་ཕྱོགས་གཅིག་ཏུ་བྱས་ཏེ་སྤྱི་སྡེབ་མང་པོའི་ཐོག་སྤར་བརྒྱུད་སྤེལ་བྱས་ལ་བོད་ལྗོངས་ཉིང་ཁྲི་སྨན་རྩིས་ཁང་གི་སྨན་ཁང་གི་བར་ཁྱམས་གྱང་ངོས་དང་། བོད་རང་སྐྱོང་སྨན་རྩིས་ཁང་གི་སྤྱི་ལོ་༢༠༢༠ལོའི་ཏོག་གསར་གློ་ཚད་དང་འབྲེལ་བའི་ཆེད་དོན་དུས་དེབ་གངས་ལྗོངས་སྨན་རྩིས་ཀྱི་རྒྱབ་ཤོག་ནང་མ། དེ་བཞིན་གཞི་རིམ་དང་སྨན་ཁང་མི་འདྲ་བ་ཞིག་གིས་ཀྱང་པར་བཤུ་བྱས་ཏེ་སྐབས་དེའི་རིམས་སྲུང་ཆེད་དོན་སྒྲོམ་བྱང་གི་ནང་དོན་དུ་བཀོད་པ། དེ་བས་བདག་རང་ཉིད་ལ་བརྗོད་གཞི་དེ་དང་འབྲེལ་བའི་ཐོག་ནས་གཞི་རིམ་སྨན་པ་དང་། མཐོ་རིམ་ཕུལ་བྱུང་རྐང་འཛིན་མི་སྣ། སློབ་ཆེན་གྱི་སློབ་མ་སོགས་མི་འདྲ་བ་ཞིག་ལ་རིག་གཞུང་འཆད་ཁྲིད་ཞུ་རྒྱུའི་གོ་སྐབས་ཐོབ་པ་སོགས་མདོར་ན་བོད་ལུགས་གསོ་རིག་གི་རིམས་སྲུང་ཤེས་བྱ་ཁྱབ་གདལ་ལ་ཕན་ནུས་མི་འདྲ་བ་ཞིག་ཐོན།

དེ་ཡི་དུས་སུ་བོད་རང་སྐྱོང་ལྗོངས་སྨན་རྩིས་ཁང་རིག་སློབ་ཁྲུའུའི་དབུ་འཛིན་རྒན་ཚེ་སྟོབས་ལགས་མཆོག་ནས་རིམས་སྲུང་ཞལ་གདམས་འདི་ཉིད་བོད་ལུགས་གསོ་རིག་དང་ཚན་རྩལ་ཤེས་བྱ་དྲིལ་བསྒྲགས་ཀྱི་མིང་ཐོག་ནས་པར་སྐྲུན་གནང་རྒྱུའི་ཐུགས་རེ་མཛད་པ་ལ་དཔེ་རྟགས་དང་འགྲོ་སོང་སོགས་ཀྱི་ཐུགས་ཁུར་ཡོངས་སུ་བཞེས་རྒྱུའི་ཞལ་བཟང་བསྐུལ་བས་གུས་

ནས་དགའ་ཀུན་སྐྱོ་གསུམ་གྱིས་ཕྱུར་བ་གྲུ་འདེགས་དང་བཅས་ནང་དོན་དང་པར་རིས་སོགས་ལ་བཟོ་བཅོས་མི་ཉུང་བ་ཞིག་ཞུས་ཏེ་ད་ལྟའི་ཆར་པར་སྐྲུན་གྱི་ཆ་རྐྱེན་ཡོངས་སུ་འཛོམས། འདིར་ཆེད་དུ་གསལ་བཤད་ཞུ་དགོས་པའི་ཆ་ལ་དགོས་པ་གསུམ་དང་གསལ་ཁ་གསུམ་སྟེ།

དང་པོ། རིམས་སྲུང་ཞལ་གདམས་རྩོམ་སྒྲིག་གི་དགོས་པ་གསུམ།

༡ བོད་ཡིག་གཙོ་བོར་བྱས་ཏེ་རིམས་སྲུང་དང་། རིམས་བཅོས་འཚོ་བྱེད་སྨན་པའི་ཀུན་སྤྱོད་དང་འབྲེལ་བའི་ཤེས་བྱ་ངོ་སྤྲོད་བྱས་པ་འདིས་རྒྱ་ཆེའི་བོད་རིགས་ཞིང་འབྲོག་མང་ཚོགས་ཀྱི་ཐུགས་འདུན་བསྐང་ཐུབ་པ།

༢ ཆེས་ཟབ་ཅིང་ཕུན་སུམ་ཚོགས་པའི་བོད་ཀྱི་རིག་གནས་ཀྱི་ཁྱད་ཆོས་དང་བོད་མིའི་ཐུན་མིན་རྣམ་དཔྱོད་ཀྱི་རྩལ་ལེགས་པར་མངོན་ཏེ་འགྲོ་བ་མིའི་རིགས་ཀྱི་བདེ་ཐང་ལ་སྲི་ཞུ་དང་སྐྱེ་ཁམས་ཁོར་ཡུག་སྲུང་སྐྱོབ་ལ་འབོད་སྐུལ་ཐུབ་པ།

༣ འགྲོ་བ་མིའི་རིགས་ཀྱི་སྤྱི་དཔལ་ལམ་འཛམ་གླིང་མངོན་མིན་རིག་གནས་ཤུལ་བཞག་གི་ཁོངས་སུ་གཏོགས་པའི་རྗེས་འཛིན་བོད་ལུགས་གསོ་བ་རིག་པའི་ལེགས་ཆ་འདོན་སྤེལ་གྱིས་ཏོག་གསར་སློ་ཚད་འགོག་བཅོས་ལ་རིག་གཞུང་གི་རིན་ཐང་དང་དོན་དངོས་ཀྱི་ར་སྤྲོད། ཁྱད་འཕགས་ཀྱི་ནུས་པ་འདོན་སྤེལ་ཐུབ་པ་བཅས་སོ། །

གཉིས་པ། རིམས་སྲུང་ཞལ་གདམས་རྩོམ་སྒྲིག་གི་གསལ་ཁ་ཞུ་དགོས་པ་གསུམ།

༡ རིམས་སྲུང་ཞལ་གདམས་ཀུན་བོད་ལུགས་གསོ་རིག་གི་སྔོན་བྱོན་དྲང་སྲོང་བཀའ་དྲིན་ཅན་རྣམས་ཀྱི་གསུང་དྲི་མ་མེད་པ་ཤ་སྟག་ཇི་བཞིན་ཐོག་དམངས་ཡོངས་ཀྱིས་གོ་བ་ལོན་བདེ་བའི་ཆེད་དུ་གང་ནུས་ཀྱིས་གསལ་འགྲེལ་སྐབས་བདེ་རེ་ཞུས་ཡོད་པ།

༢ པར་རིས་རྣམས་ཞལ་གདམས་ནང་དོན་དངོས་ལ་གསལ་ཁ་གཏོད་ཆེད་དུ་བཀོད་ཅིང་། འདི་དག་ཕལ་ཆེ་བ་ཡོངས་གྲགས་དཔལ་ལྡན་རྒྱུད་བཞིའི་བྲིས་ཆ་སྨན་ཐང་བརྒྱད་བཅུ་ལས་བླངས་ཤིང་། དེ་མིན་པར་རིས་ཆེས་ཉུང་ཤས་ཆེད་ལས་རི་མོ་བའི་མོས་མཐུན་འོག་བཀོད་པ་ཤ་སྟག་ཡིན་པ།

༣ བོད་ལུགས་གསོ་རིག་རིམས་སྲུང་གི་ཤེས་བྱ་དག་བོད་ཁུལ་ཙམ་མ་ཡིན་པར་དེ་བས་རྒྱ་ཆེའི་དྲིལ་བསྒྲགས་ཀྱི་ནུས་པ་ཐོན་ཕྱིར་གཤམ་དུ་ཆེས་སྐབས་བདེ་ཞིང་ཁ་གསལ་བའི་རྒྱ་ཡིག་ནང་དོན་སྦྲགས་མར་བཀོད་ནས་སྤེལ་བ་བཅས་སོ། །

མདོར་ན་བྱ་བ་འདི་ཐམས་ཅད་ནི་གོང་སྨོས་ལྟར་ཕུན་སུམ་ཚོགས་པའི་བོད་ཀྱི་རིག་གནས་ཀྱི་ཁྱད་ཆོས་དང་། ངོ་མཚར་ཆེ་བའི་བོད་ལུགས་གསོ་རིག་གི་རིན་ཐང་ལེགས་པར་མངོན་ཏེ་རང་ཅག་ཐུན་མོང་ཐོག་ཏོག་གསར་སློ་ཚད་སོགས་ནད་རིམས་ཀུན་ལ་གདོང་ལེན་གྱིས་མི་མཐུན་རྐྱུད་པའི་ཚོགས་ཐམས་ཅད་

ལས་རྣམ་པར་རྒྱལ་ཏེ་འགྲོ་བ་མིའི་རིགས་ཀྱི་བདེ་ཐང་ལ་སྲི་ཞུ་བསྲུན་རྒྱུ་ཁོ་ནའི་ཆེད་དུ་ཡིན་ཞེས་ཞུ་རྒྱུ་དང་ཆབས་ཅིག་ཁོ་བོ་རང་ཉིད་སྐྱེས་སྦྱང་དམན་པས་རྩོམ་སྒྲིག་གི་བརྒྱུད་རིམ་ནང་མ་རྟོགས། ཡོག་རྟོག་སོགས་སྐྱོན་གྱི་ཆ་ཡང་མི་ཉུང་བ་ཞིག་ལྡན་སྲིད་པས་མཁྱེན་ལྡན་ཀུན་གྱི་སྤྱན་སྔར་བཟོད་གསོལ་དང་ཐུགས་རིན་བྲལ་གྱི་བཀའ་སློབ་གནང་རྒྱུའི་རེ་འདུན་ཡང་སྒོ་གསུམ་གུས་པས་སྙོམ་པ་ཚུ་འདོད་ལྟར་ཞུ། གལ་ཏེ་འདི་ལ་དགེ་ཚོགས་རྣ་རྩེའི་ཟིལ་པ་ཙམ་མཆིས་ཚེ་འདི་ཀུན་ཏོག་གསར་སློ་ཚད་ལ་སོགས་རིམས་ནད་ཀུན་མིང་གི་ལྷག་མར་གྱུར་ཏེ་འགྲོ་ཀུན་ཕུན་ཚོགས་སྡེ་བཞིའི་དཔལ་ལ་ཅི་དགར་སྤྱོད་པའི་རྒྱུར་བསྔོའོ། ། །

ཞེས་བོད་ལྗོངས་བོད་ལུགས་གསོ་རིག་སློབ་ཆེན་གྱི་དགེ་མིང་འཛིན་པ་བན་ཟུར་འཇིགས་མེད་ནས་བོད་རབ་བྱུང་༡༧ཀུན་ལྡན་ལྕགས་བྱི་ལོའི་རྒྱལ་ཟླའི་འབྲས་ཚེས་དགེ་བར་རྩོམ་སྒྲིག་ཐོན་འགྲོའི་གཏམ་གྱི་ཚུལ་དུ་ཕུལ།

序　言

藏医学作为世界传统医学之林中一颗璀璨的明珠，从古至今，在增进人类健康福祉，祛除疾病方面做出了积极的贡献。

2019年12月出现的新型冠状病毒肺炎（简称“新冠肺炎”）疫情，以其较强的传染性和致病性对民众健康造成了极大威胁，也对全人类的文化交流、经济发展造成了巨大冲击。各民族同胞勠力同心、各展才华，奋战在我国抗疫治病的前线。其中，各民族传统医药人才也奋勇争先，按照习近平总书记“遵循中医药发展规律，传承精华，守正创新”和“中西并重”的指示精神，从自身理论特点出发，提出了许多防治对策，取得了一定的成效。

疫情暴发伊始，各级政府及相关单位通过电视、广播、网络、报纸等各类新闻媒体向广大人民群众介绍关于新冠肺炎防治的医疗知识，力求提高公众的防疫意识。笔者查阅上百部藏医典籍，发现早在两千多年前，藏医学者对瘟疫类疾病的辨识、预防、治疗等已有较为详细的论述，并总结出诸多临床经验心得和著有丰富的著作。这些典籍中记载的防疫知识对阻止此次疫情蔓延可能起到积极作用，故笔者收集整理了其中先贤之言，并配以生动的图画说明。

西藏自治区藏医院（门孜康）文教处领导才多老师鼓励笔者将这些防疫箴言以藏医与科技知识宣传的名义进行出版，并在具体出版事宜中给予了大力支持与关心，在此表示衷心的感谢！

如今本书顺利集结出版，在此，有几点需要说明：

本书以藏汉双语的形式体现防疫准则及相关的医疗知识，既可以满足藏族聚居地广大农牧民群众的迫切需求，又能服务于其他兄弟民族同胞。

配插图是为了更直观、形象地表达，大部分图画摘自《藏医八十幅曼唐》，其余图画的使用也得到了相关人士的授权。

由于笔者知识有限，书中难免出现各种疏漏，敬请各位专家学者批评指正，将不胜感激！

西藏藏医药大学　晋美

2021年5月

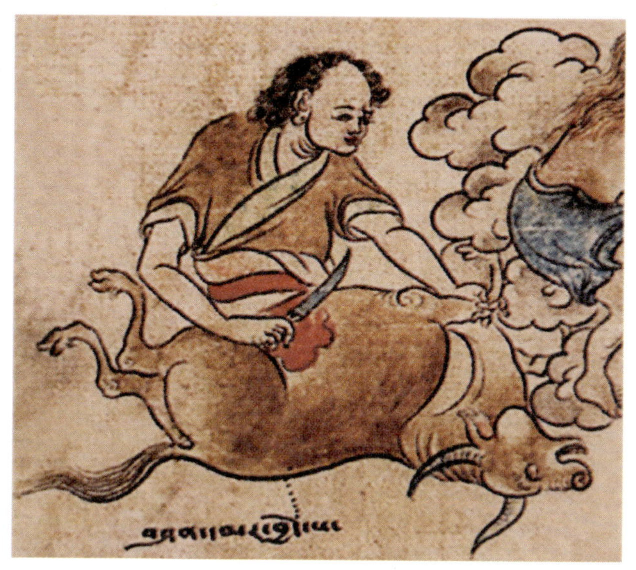

རྗེ་བཙུན་གཡུ་ཐོག་མཆོག་གིས།

རང་གི་ལུས་ངག་ཡིད་ལ་དཔེ་ལོང་ལ།།
གཞན་ལ་གནོད་ཅིང་འཚེ་བ་སྙིང་ནས་སྤོངས།།

ཞེས་བདེ་སྡུག་གང་ཡང་རུང་བ་གང་ཟག་རང་གི་སྒོ་གསུམ་ལ་དཔེ་བླང་སྟེ་གཞན་ཉམ་ཆུང་སྲོག་ཆགས་རྣམས་ལ་དུས་གཏན་དུ་མནར་གཅོད་དང་སྲོག་གཅོད་པ་སོགས་སྤང་དགོས་པར་གདམས།

如同爱惜自身三门（身、语、意）般，切忌从事伤害众生行。

——宇妥·云丹贡布

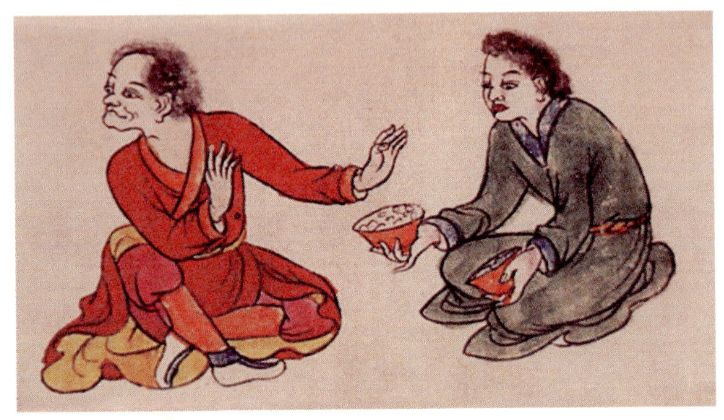

ཁམས་གཙང་འབྲུག་རྒྱལ་མཆོག་གིས།

སྤྱིར་ན་གཞན་ནད་འགྲུལ་སྣ་ཤིན་ཏུ་སྤང་།།
འདི་ཕྱིར་འགྲུལ་སྲུང་གལ་ཆེ་ཐབ་གཞོབ་འཛེམ།།

ཞེས་གཞན་རིམས་ནད་ལྡང་བའི་སྐབས་སུ་ཡུལ་ཕྱོགས་དེ་དང་ནད་ཁུལ་དུ་ཕྱི་ནས་ཡོང་བའི་མགྲོན་པོ་དང་ཞོ་འོ་མ་སོགས་ཐབ་ཀར་ལུད་པའི་དཀར་གཞོབ། ཤ་ངན་ནམ་དམར་ཤ་མེར་བསྲེག་པའམ་དམར་ཁུ་ལུད་པའི་དམར་ཐབ་རྣམས་ཤིན་ཏུ་གནོད་པས་འཛེམ་པར་བྱ་ཞེས་གདམས།

向来疫病忌外客，避免出行，需净灶台。

——康仓 · 珠嘉

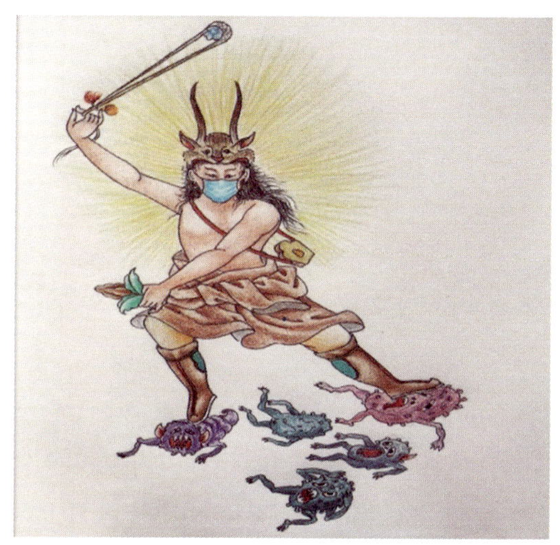

རྗེ་བཙུན་གཡུ་ཐོག་མཆོག་གིས།

དང་པོ་སྔགས་རྫས་ཉིད་འཛིན་གྱི།།
གོ་སྐྱོན་འགྲོ་བའི་དོན་བརྩོན་བྱ།།

ཞེས་འཚོ་བྱེད་སྨན་པ་རྣམས་ཀྱིས་དང་པོ་རིམས་ནད་སྲུང་བཅོས་ལ་འཇུག་པའི་ཚེ་རྫས་སྔགས་ཉིད་འཛིན་གསུམ་གྱི་གོ་ཆ་སྐྱོན་ཏེ་རང་སྲུང་བ་དང་སྦྲགས་འགྲོ་བའི་དོན་ལ་བརྩོན་པར་བྱ་ཞེས་རྗེས་འཇུག་བུ་སློབ་རྣམས་ལ་གཅེས་པར་གདམས།

医者先做好自身防疫措施，再救死扶伤。

——宇妥·云丹贡布

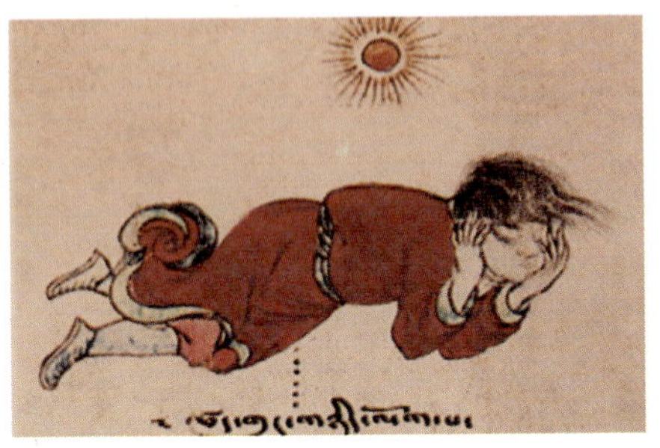

དཔལ་སྤྲུལ་ནམ་མཁའ་འཇིགས་མེད་མཆོག་གིས།

ཁྲིད་པར་རོ་གོས་ཟས་གྲིབ་གནོད༔དྲག་ཤུལ་འགུལ་བསྐྱོད་ཉིན་གཉིད་སྤང༔ ཞེ་སྡང་དྲག་པོ་མི་བསྐྱེད་ཅིང༔མི་མང་འདུ་དང་ཙུར་སྒྲའི་སར༔ མི་འགྲོ་དུག་རིགས་རེག་མི་བྱ༔ཟས་སྤྱོད་དཀར་མངར་ཚྭ་སྐྱུར་གཟབ༔

ཅེས་གཉན་རིམས་ནད་ལ་རིམས་ནད་ཀྱིས་ཤི་བའི་ནད་པའི་གོས་དང་ཟས་འཛོལ། དྲག་ཤུལ་གྱི་ལས། ཉིན་གཉིད། སེམས་ལ་ཞེ་སྡང་དྲག་པོ་སྐྱེ་བ་སོགས་ཀྱིས་གནོད་ལ་ཁྲིམ་ཚོགས་སོགས་མི་འདུ་འཛོམས་ཆེ་ས་དང་འདུ་འཛི་ཟང་ཟིང་ཆེ་བ་བཅས་ལ་འགྲོ་བར་མི་བྱ་ཞིང་། ནད་དུག་ཡོད་རིགས་ལ་རེག་པར་མི་བྱ་བ། དེ་བས་དཀར་དང་རོ་མངར་ཞིང་ལན་ཚྭ་ལ་སྐྱུར་བའི་རིགས་ལ་འཛེམ་པར་བྱའོ་ཞེས་གདམས།

禁止接触死者身上的物件以及有毒食物等；避免剧烈运动及昼眠；保持平常心，不去人员密集处和喧闹地；不碰有毒物品，并谨慎食用奶制品、甜味及咸味食品。

——白珠·楠喀晋美

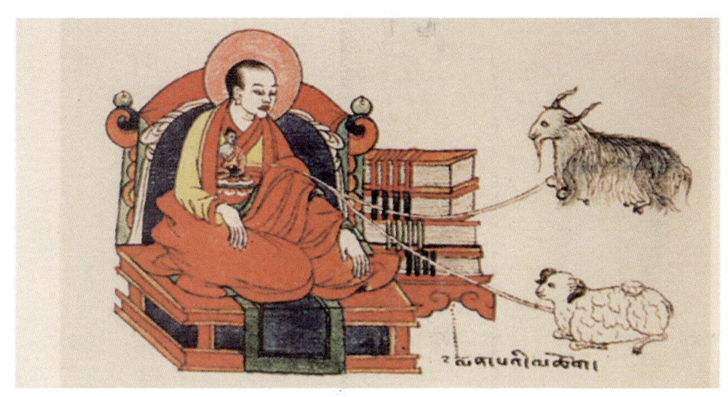

སློབ་དཔོན་པདྨ་འབྱུང་གནས་མཆོག་གིས།

འཚོ་བྱེད་མཁས་པས་བྱང་ཆུབ་སེམས་སྟོབས་བསྐྱེད༔
སྨན་དང་རིམ་གྲོ་སྤྱོད་ལམ་ཀུན་ལ་གཟབ༔
དུས་མིན་འཆི་བ་གསོ་བའི་བདུད་རྩི་ཡིན༔
གསོ་བ་རིག་པའི་རྒྱུད་འཛིན་བསྐལ་བཟང་རྣམས༔
མན་ངག་རྒྱུད་དོན་གབ་པ་མངོན་དུ་ཕྱུངས༔
དུས་སྙིགས་འགྲོ་མགོན་པདྨ་བདག་གིས་བཞག༔

ཅེས་སྨན་པ་མཁས་པས་བྱང་ཆུབ་ཀྱི་སེམས་ལྷག་པར་བསྐྱེད་དེ་བདག་པདྨ་འབྱུང་གནས་ཀྱིས་མན་ངག་རྒྱུད་གཉན་རིམས་ཀྱི་སྦས་དོན་གསལ་བྱེད་བདུད་རྩི་བུམ་པ་དང་བདུད་རྩི་ཆུ་རྒྱུན་སོགས་ནས་བསྟན་པའི་སྨན་དཔྱད་རྣམས་ནི་གཉན་ནད་ཀྱིས་དུས་མ་ཡིན་པ་ལས་འཆི་བ་བཟློག་པའི་བདུད་རྩི་དངོས་ཡིན་པས་ཡིད་ལ་བཅངས་ཏེ་སྐལ་ལྡན་རྣམས་ཀྱིས་འབད་པར་བྱའོ་ཞེས་གདམས།

医者发扬菩提心，专心致志做药物，仪轨品行要端正，此乃除病良方也。秉持医道有缘徒，明示秘诀续医义，悬壶济世莲师扶。——莲花生大师

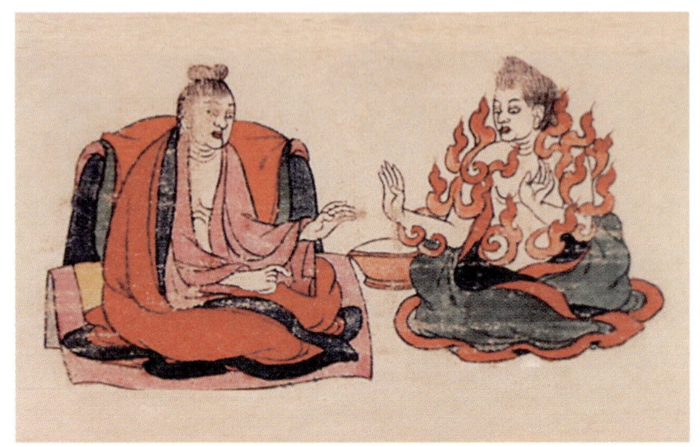

རྗེ་བཙུན་གཡུ་ཐོག་པས།

རང་གིས་སྲུང་བའི་དམ་ཚིག་མ་ཐུབ་པར།།
རིམས་འགོས་དྲང་སྲོང་བཀའ་ལ་ཡིད་མི་ཆེས།།
གཞུང་བཞིན་སྤྱོད་དང་བསླུས་ན་ང་རང་ཤེས།།

ཞེས་སྨོད་དང་མི་ལྡན་པའི་སྨན་པ་གཟུ་ལུམས་ཅན་འགས་གཞུང་ནས་བསྟན་པའི་འཇུག་ལྡོག་རྣམས་ཚུལ་བཞིན་མ་ཐུབ་པར་བག་མེད་དུ་རིམས་ནད་བཅོས་ཏེ་རིམས་ཀྱིས་འཚེ་བ་ལ་སྔོན་བྱོན་དྲང་སྲོང་གི་གསུང་ལ་ཡིད་མི་ཆེས་པའི་སྐྱོན་དུ་འགྱུར་ངེས་པས་དེས་ན་རིམས་ནད་སྲུང་བཅོས་ཀྱི་སྐབས་ཚད་ལྡན་གཞུང་ནས་ཇི་བཞིན་གསུངས་པའི་གདམས་པ་རྣམས་ལག་ཏུ་བསྟར་དགོས་པར་གདམས།

背信弃义无节操，感染疾病骂先贤。应按典籍奉行之，方能治愈众疾病。

——宇妥·云丹贡布

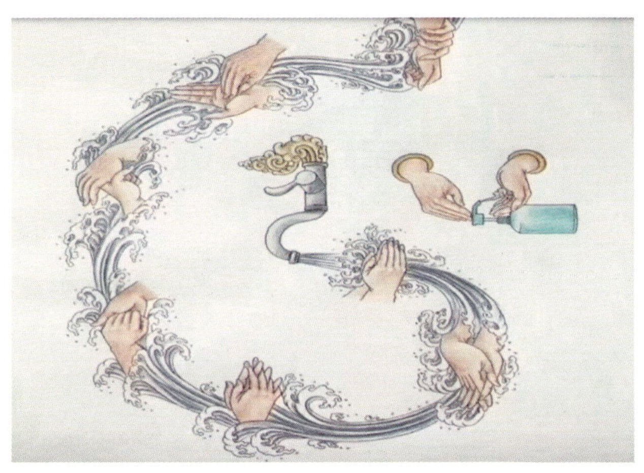

ཀུན་མཁྱེན་སི་ཏུ་ཆོས་འབྱུང་གིས།

གནས་ཁང་ཕྱུག་དར་ལེགས་པོ་བྱེད། སྤོས་དཀར་བདུག་བཙའ་ལག་དང་འགྲུལ་གསར་སོགས་གདོན་འཛེམས་དང་། གཙང་སྲ་གང་ཆེ། ཅུར་སྒྲ་སོགས་གཏན་ནས་མེད་པའི་གནས་དབེན་པོ་གལ་ཆེ།

ཞེས་རིམས་ནད་དར་བའི་སྐབས་ཁོར་ཡུག་གཙང་སྲར་དོ་སྣང་དང་འདུ་འཛི་མེད་པའི་གནས་སུ་ལུས་སེམས་བག་ཕེབས་ངང་གནས་དགོས་པར་གདམས།

保持居住环境卫生，熏乳香，忌外来物品和访客。加强卫生，身处无喧嚣的僻静之处尤为关键。

——司徒·却吉迥乃

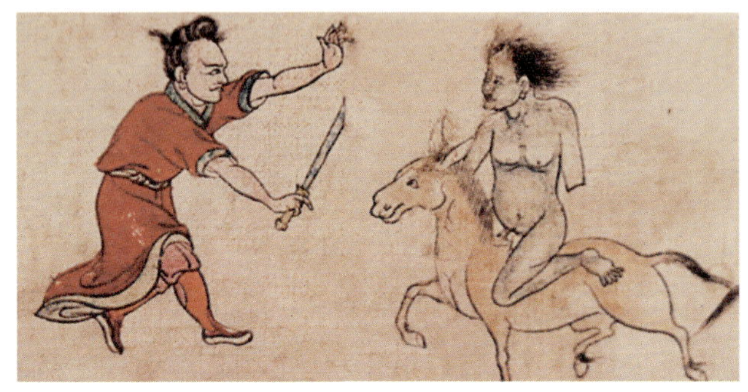

རྗེ་བཙུན་གཡུ་ཐོག་མཆོག་གིས།

སྲུང་བ་མི་ལྡན་རིམས་ནད་བག་མེད་འཚོས།།
དམག་གདོང་གཅེར་བུར་རལ་ཁ་བྱེད་དང་མཚུངས།།

ཞེས་རྫས་སྔགས་ཏིང་འཛིན་གྱི་སྲུང་བ་མི་ལྡན་པར་བག་ཚ་མེད་པར་རིམས་ནད་སྲུང་བཅོས་ལ་འཇུག་པ་ནི་གོ་མཚོན་གང་ཡང་མེད་པའི་གཡུལ་སར་གཡུལ་བཀྱེ་བ་དང་མཚུངས་པར་གདམས།

无一防御措施欲疗瘟病者，如同赤身奔赴兵刃遍布之疆场也。

——宇妥·云丹贡布

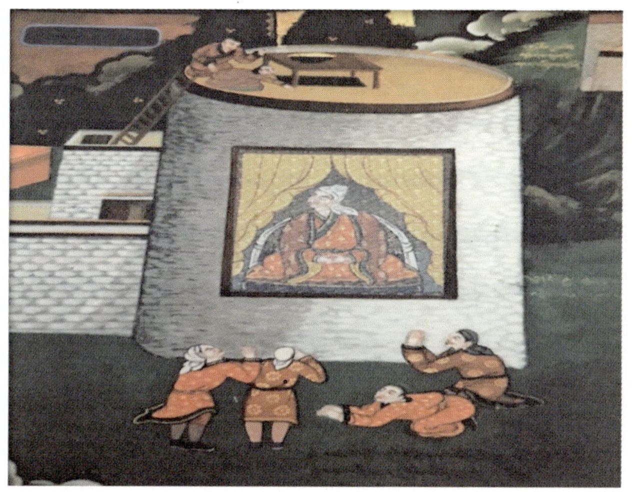

འཇམ་དཔལ་ཆོས་ཀྱི་བསྟན་འཛིན་འཕྲིན་ལས་མཆོག་གིས།

གཞན་ཡང་ནད་དེ་ལྷང་བའི་དུས་ཚོད་དུ།།
གཞན་དུ་གབ་ཀྱང་ཕན་པར་འགྱུར་ཞེས་ཐོས།།

ཞེས་གཉན་རིམས་ཀྱིས་མནར་བའམ་དོགས་པའི་གསོ་བྱ་གནས་དབེན་པར་ཡོགས་སུ་གབ་པ་སྟེ། དེང་རྒྱ་སྐད་ཀྱི（隔离）ཞེས་པ་ལྟར་བྱ་དགོས་ཤིང་། གོང་གི་པར་རིས་འདི་ནི་བོད་རྗེ་འབྲོང་གཉན་ལྡེའུས་ཆུ་སེར་ནག་པོའི་ནད་བཞེས་སྐབས་བཙོས་ཀ་མེད་པས་གཞན་ལ་མི་འགོ་ཕྱིར་ཡོགས་སུ་གསོན་དུར་ལ་ཞུགས་པའི་ཚུལ་ཡིན།

在疫病暴发期，隐藏别处（隔离）乃明举。

——绛白曲吉·丹增赤列

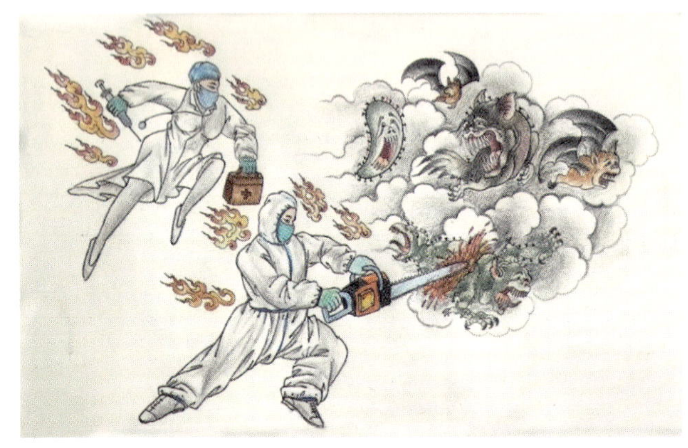

དེལ་དམར་པཊ་ཆེན་གྱིས།

ཟ་སྤྱོ་གང་རུང་དེ་ཡིས་ལན།།
བྱ་བྱེད་གང་མང་ཡུལ་དེར་སྡང་།།

ཞེས་ནད་རྐྱེན་བཞི་ལས་གཙོ་བོ་ཟས་སྤྱོད་ཉེས་པ་ལས་སྲོག་ཆགས་གང་བྱུང་གི་ཤ་ཟོས་པ་སོགས་ཀྱིས་བྱས་ཤིང་དེ་འདྲའི་ཡུལ་ལ་གཉན་རིམས་འགོན་ཞིང་སྡང་བས་ནད་ལྡང་བར་བྱེད་ཅེས་མངོན་སུམ་དུ་གསུངས།

疫病归咎于乱食之行，多发于杂事之地。

——帝玛格西 · 丹增彭措

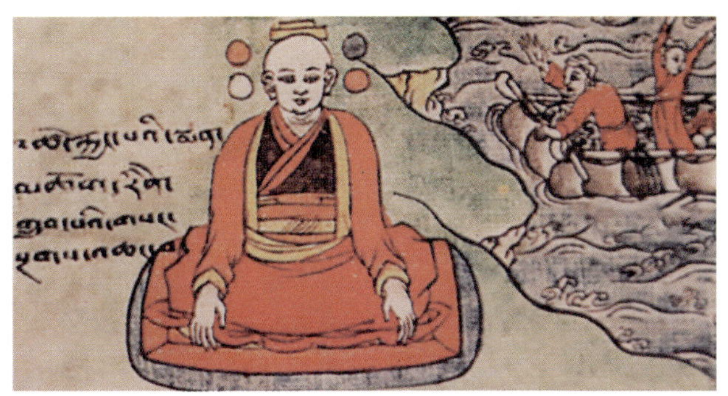

གཡུ་ཐོག་ཡོན་ཏན་མགོན་པོས་གསུངས།

རྗེ་བཙུན་གཡུ་ཐོག་མཆོག་གིས།

རྟག་ཏུ་བདེ་གནས་འདོད་ཅིང་ཚེ་བསྲིང་ཕྱིར།།
སྨན་མཆོག་རིན་ཆེན་གྲུབ་པའི་གསང་སྔགས་བཅང་།།

ཞེས་འགྲོ་བ་རྣམས་རྟག་ཏུ་ལུས་སེམས་བདེ་ཞིང་ཚེ་རིང་དུ་བསྲིང་བའི་ཆེད་ནད་རིམས་སྲུང་བའི་སྨན་མཆོག་དང་། གཟི་དང་རྡོ་རྗེ་ལ་སོགས་པའི་རིན་པོ་ཆེ། གྲུབ་པ་རྣམས་ཀྱིས་ལེགས་པར་བསྒྲུབས་པའི་གསང་སྔགས་དང་ལྡན་པའི་སྲུང་འཁོར་དང་སྲུང་མདུད་སོགས་མགུལ་དང་དཔུང་པར་གདགས་ཤིང་མ་དོར་བར་ལུས་ལ་བཅང་བར་བྱའོ། །ཞེས་གདམས།

欲得健康长寿无病，防疫护身良药常配备。

——宇妥·云丹贡布

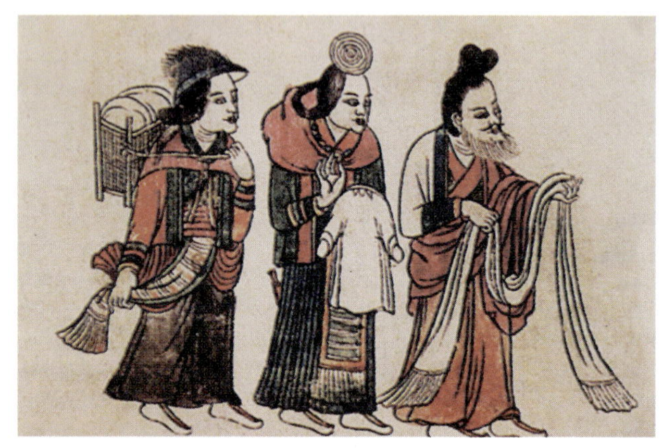

ཟུར་མཁར་མཉམ་ཉིད་རྡོ་རྗེ་མཆོག་གིས།

འགྲུལ་གསར་འཛོམ་ཞིང་ཀ་ཅ་ཁྱེར་ལེན་སྤང་།།

ཞེས་གཞན་རིམས་ཀྱིས་འཚེ་བའི་སྐབས་ཕྱི་ཕྱོགས་ཀྱི་འགྲུལ་པ་གསར་པའི་རིགས་ཐུག་འཕྲད་ལ་འཛོམ་དགོས་ཤིང་། ཀ་ཅ་སྐྱེ་ནོར་རྫས་གཏོང་ལེན་ཡང་སྤང་དགོས་ཏེ། དེ་དག་ལས་རིམས་ནད་ཁྱབ་གདལ་ཡོང་བའི་ཕྱིར་ཞེས་གདམས།

禁访生客，禁与其有物品往来。

——苏喀·娘尼多吉

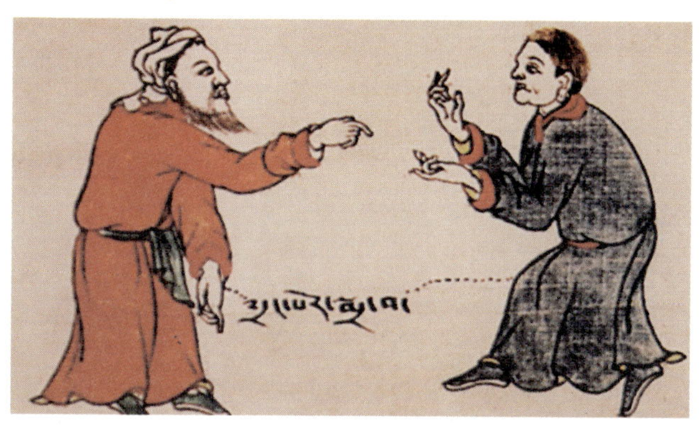

གཙང་སྨན་ཡེ་ཤེས་བཟང་པོ་མཆོག་གིས།

རྫུན་དང་འཕྲིས་པའི་ཚིག་གི་རིགས། །རྟག་ཏུ་མི་ལབ་གཡལ་ཆེ་བ། །ལན་གཅིག་རྫུན་དེ་ཤེས་གྱུར་ན། །ཚེ་འདིར་རྫུན་མིར་གྲགས་པ་ཡིན། །དེ་བས་ཕྱི་ནང་གང་དུ་ཡང་། །སྨྲས་པའི་ཚིག་རྣམས་བརྟན་པར་མཛོད། །གཡལ་ཆེ་ལས་ཀྱང་གཡལ་ཆེར་འདུག །

ཅེས་རིམས་ནད་སོགས་ལས་འཕྲོས་ཏེ་དམངས་རྣམས་ཀྱིས་དཀྲོག་གཏམ་མི་བཟོ། དཀྲོག་གཏམ་ལ་ཡིད་ཆེས་མི་བྱ། དཀྲོག་གཏམ་མི་སྤེལ་ཞེས་དང་མཐུན་པར་རྗེས་འཇུག་རྣམས་ལ་གདམས།

狂言妄语要杜绝，口出谎言欺语者，一旦被人识破后，终生背负妄语名，故应言语多谨慎。

——藏曼·益西桑布

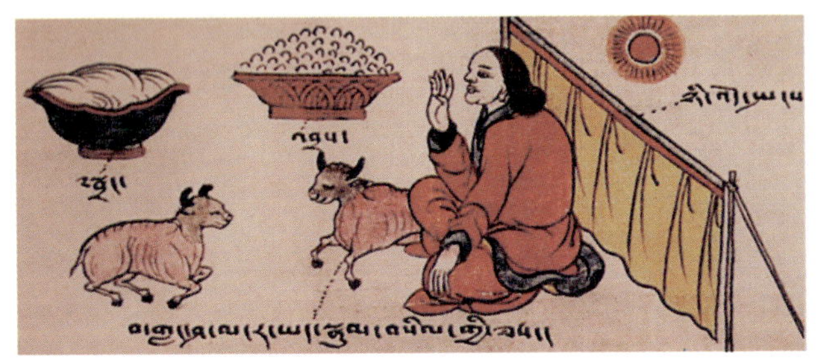

རྗེ་བཙུན་གཡུ་ཐོག་མཆོག་གིས།

ནད་སྐྱོང་རྐྱེན་གཉིས་དྲན་པས་རྟག་ཏུ་སྤང་།།
ལུས་ངག་ཡིད་ལས་ཉེས་སྤང་ཡང་དག་བསྟེན།།

ཞེས་ནད་ཐམས་ཅད་སྐྱོང་བར་བྱེད་པའི་རྐྱེན་ཟས་སྤྱོད་གཉིས་དྲན་ཤེས་དང་ལྡན་པས་རྟག་ཏུ་སྤང་དགོས་པ་སྟེ། དེ་ཡང་སྒོ་གསུམ་གྱི་བྱ་བ་དམན་ལྷག་ལོག་པ་རྣམས་སྤང་བ་དང་དེ་ལས་ལྡོག་པའི་མཐའ་གཉིས་སུ་མི་ལྷུང་བའི་ཡང་དག་ཚད་མའི་ཟས་སྤྱོད་བསྟེན་དགོས་པར་གདམས།

时常注意饮食和起居，品行端正，洁身自爱。

——宇妥·云丹贡布

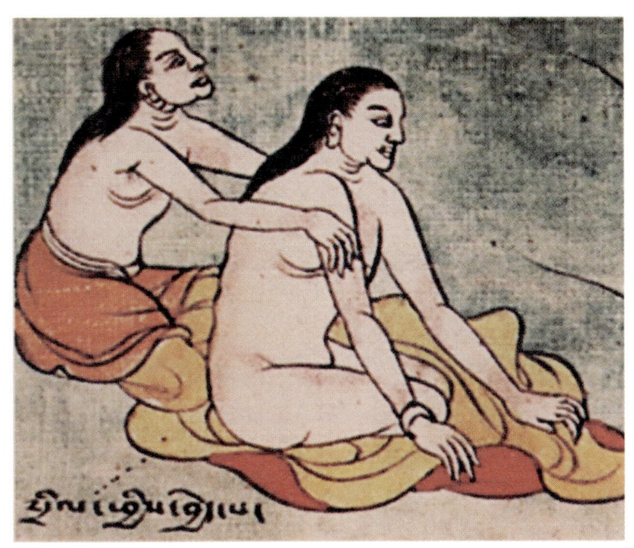

བོ་དོང་པཎ་ཆེན་ཕྱོགས་ལས་རྣམ་རྒྱལ་སྡེས།

ལུས་ནི་ཚེ་རིང་གནས་འདོད་པས། །རྒྱུན་དུ་སྤྱོད་ལམ་བཟང་མོ་བསྟེན།།

ཞེས་ནད་སྤྱི་དང་བྱེ་བྲག་ཁྱད་པར་གཉན་རིམས་ནད་ཀྱི་སྔོན་རྐྱེན་ནི། ཟས་སྤྱོད་གཉིས་ལས་ཀྱང་སྤྱོད་ལམ་གྱི་རྐྱེན་ནི་གཙོ་བོར་ངེས་པས་རྟག་ཏུ་ཡང་དག་གི་སྤྱོད་ལམ་བཟང་མོ་གཞུང་ནས་གསུངས་པ་ལྟར་བསྟེན་པར་བྱ་ཞེས་གདམས།

欲健康长寿，行正当起居。

——普东·乔勒囊杰

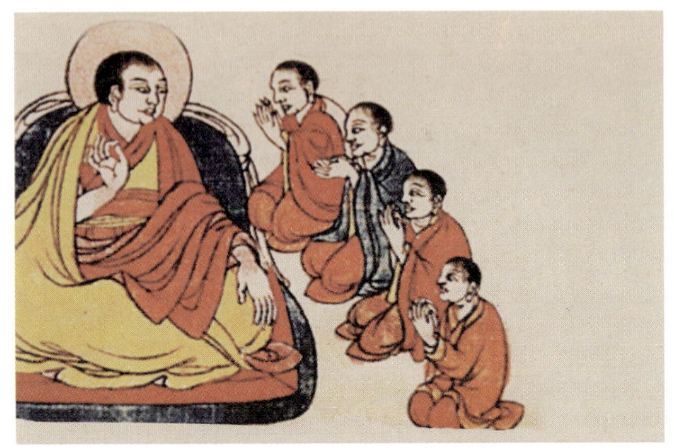

ཁམས་གཙང་འབྲུག་རྒྱལ་མཆོག་གིས།

བརྒྱུད་ལྡན་མཁས་པའི་ཞལ་ནས་སྨན་དུ་བརྒྱུད། །སྨིན་གྲོལ་གདམས་པའི་བསྙེན་སྒྲུབ་ཚད་དུ་འཁྱོལ། །རྫས་ཕྱོགས་ཉིང་འཛིན་ལྡན་ན་བསྲུང་བས་ཐུབ། །སྒྲུབ་པའི་རྫོད་ཚད་ཉེད་ན་ཕྱོགས་ཀྱིས་འཛོམས། །མཐོང་བརྒྱུད་ལག་ལེན་མ་ནོར་རྫས་ཀྱིས་འགོག །

ཅེས་བརྒྱུད་པའི་རྫོད་མ་ཡལ་ལ་ཕྲུག་ལེན་ཚད་དང་ལྡན་ཞིང་ཡིད་རྟོན་ཅུང་བའི་རྫས་ཕྱོགས་ཉིང་འཛིན་གསུམ་དང་ལྡན་ན་རིམས་ནད་ཐུབ་པར་གདམས།

传承贤医理论之精华，使用正确之药品，熟读诊治疫病之经典，即为防疫除病之方法。

——康仓·珠嘉

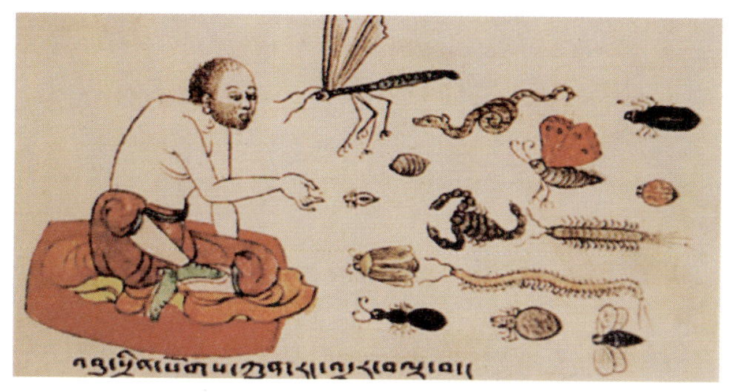

རྗེ་བཙུན་གཡུ་ཐོག་མཆོག་གིས།

ཐུ་ངན་ནད་ཡོངས་སྡུག་ལ་ནུས་ཕན་གདགས། །
འབུ་སྲིན་སོགས་ཀུན་རྟག་ཏུ་རང་འདྲར་བལྟ། །

ཞེས་ཐུ་ངན་གྱིས་མནར་བ་དང་། ནད་ཀྱིས་ཉམ་ཐག་པར་གྱུར་པ་སོགས་སྡུག་བསྔལ་གྱིས་གཙེས་པ་རྣམས་ལ་ནུས་ཚོད་ཀྱིས་ཕན་གདགས་པར་བྱ་དགོས་ཤིང་། སྲོག་ཆགས་ཆེ་རིགས་ལྟ་ཅི། གྲོག་སྦུར་སོགས་འབུ་སྲིན་ཆུང་ཕྲ་ཚུན་ལའང་རྟག་ཏུ་རང་གིས་རང་ལ་གཅེས་པ་དང་འདྲ་བར་བལྟ་བར་བྱ་ཞེས་གདམས།

竭尽自身之力量，帮扶病痛之众生。蝼蚁幼虫之生命，视如己命要爱惜。

——宇妥·云丹贡布

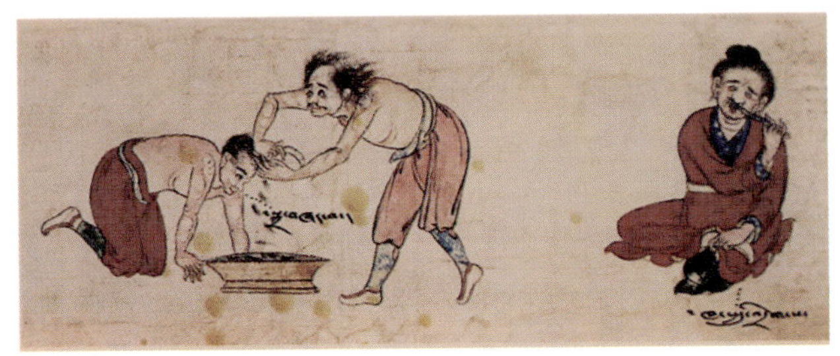

ཀུན་མཁྱེན་སི་ཏུ་ཆོས་འབྱུང་མཆོག་གིས།

སྐྲ། ཁ་སྤུ། རིང་མཐུག་ཅན་ཡོད་ན་བཞར་ན་ལེགས།

ཞེས་རིམས་ནད་དར་ཞིང་མཆེད་པའི་སྐབས་སྐྲ་དང་སྨ་ར། ཁ་སྤུ་རིང་ཞིང་མཐུག་པ་རྣམས་ལ་ནད་དུག་བརྟེན་པའམ་དེ་དག་རིམས་ནད་འགོས་ལམ་དུ་འགྱུར་བས་བཞར་ན་ལེགས་ཞེས་གདམས།

长而密的胡须及头发应剃剪干净。

——司徒·却吉迥乃

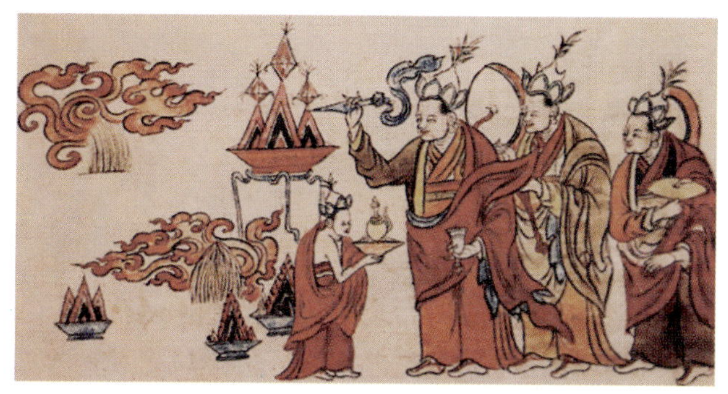

འབྲི་གུང་ཆོས་དབང་བརྟན་པ་མཆོག་གིས།

སྨན་པ་ནད་གཡོག་རིམ་གྲོ་པས།།
སྲུང་བ་དག་ལ་འབད་པར་བྱ།།

ཞེས་གཉན་རིམས་ཀྱིས་འཚེ་བའི་སྐབས་སྨན་པ་དང་ནད་གཡོག་ན་འཆི་ལ་སོགས་རྐྱེན་སེལ་གྱི་རིམ་གྲོ་པ་དག་གིས་ཐོག་མར་རང་ཉིད་བསྲུང་ཕྱིར་རྫས་སྔགས་ཏིང་འཛིན་གྱི་སྲུང་བ་གང་ཡོད་ལུས་ལ་བཅང་བ་སོགས་ལ་འབད་འཚལ་ཞེས་ཐུགས་བརྩེ་བ་ཆེན་པོས་གདམས།

医护人员及患者眷属，当先做好防御。

——直贡・慈旺丹巴

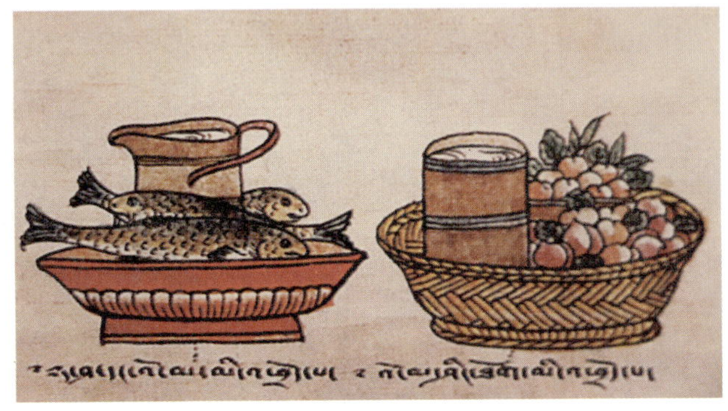

རྗེ་བཙུན་གཡུ་ཐོག་མཆོག་གིས།

ཁ་ཟས་མི་འཕྲོད་ཟོས་པས་འཐབ་པ་དང་།།
མ་གོམས་དུས་མིན་ཟོས་པས་དུག་ཏུ་འགྱུར།།

ཞེས་མི་འཕྲོད་པའི་ཟས་ཟོས་པས་ཟས་སྣ་ཕན་ཚུན་འཐབ་པ་དང་། མ་གོམས་པའམ་དུས་མ་ཡིན་པའི་ཟས་ཟོས་པས་དུག་ཏུ་གྱུར་ཏེ་མི་བཟོད་པའི་ཟུག་རྔ་སྐྱེད་པར་བྱེད་དོ་ཞེས་གདམས།

食用不适饮食易致病痛；不符时节之食物，食之易患疾病致不适。

——宇妥·云丹贡布

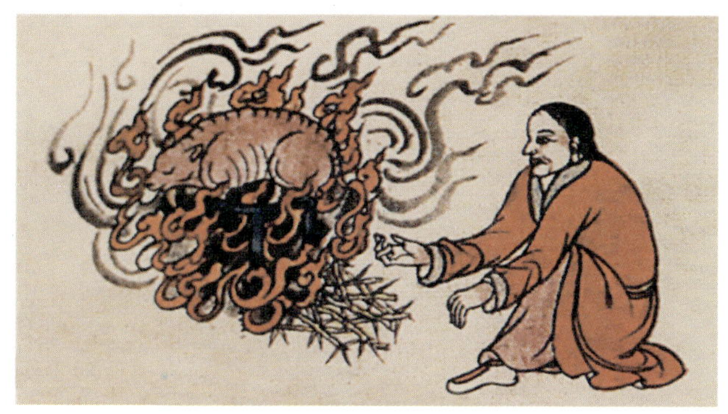

དེལ་དམར་པཎ་ཆེན་མཆོག་གིས།

ཅི་ཤ་ཟ་ཞིང་མི་བཟོད་པས། །
སྔངས་སྐྲག་རྣམ་རྟོག་ཁུ་འཕྲིག་གིས། །
དྲན་པ་གང་ཉམས་དེ་ལ་འདེབས། །

ཞེས་མཐོང་ཚད་ཅི་ཡང་བཟའ་ཞིང་། གང་ལའང་ཇི་མི་སྙམ་པའམ་མི་བཟོད་པར་གྱུར་པས་དངངས་སྐྲག་དང་རྣམ་རྟོག །དོགས་པ་བཅས་སྐྱེ་སྟེ། དེས་ཤེས་པ་ཉམས་པར་བྱེད་ལ་དེ་རིགས་ལ་གཉན་རིམས་ཀྱིས་འཚེ་བར་བྱེད་ཅེས་གདམས།

毫无节制乱食者，易生恐惧多疑虑，记忆能力受损伤，常遇疫病之灾难。

——帝玛格西·丹增彭措

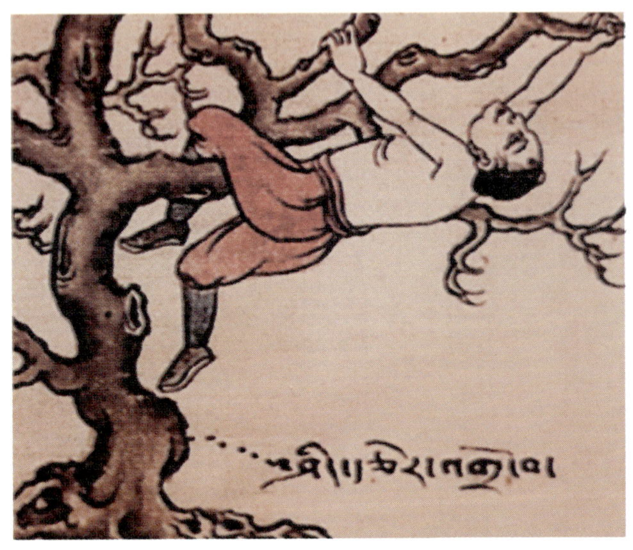

བྱང་པ་རྣམ་རྒྱལ་གྲགས་བཟང་མཆོག་གིས།

སྲོག་ལ་ཡིད་གཉིས་ཟ་བའི་སྤྱོད་པ་སྤང་།།

ཞེས་སྲོག་འཚོ་བར་བྱེད་པ་ལ་གདེང་མེད་བློ་གཉིས་སུ་གྱུར་བ་སྟེ་ཐེ་ཚོམ་མམ་དོགས་པར་གྱུར་པའི་སྤྱོད་ལམ་རྣམས་སྤང་བར་བྱ་ཞེས་གདམས།

要禁忌危害性命的不妥行为及饮食。

——强巴・囊杰扎桑

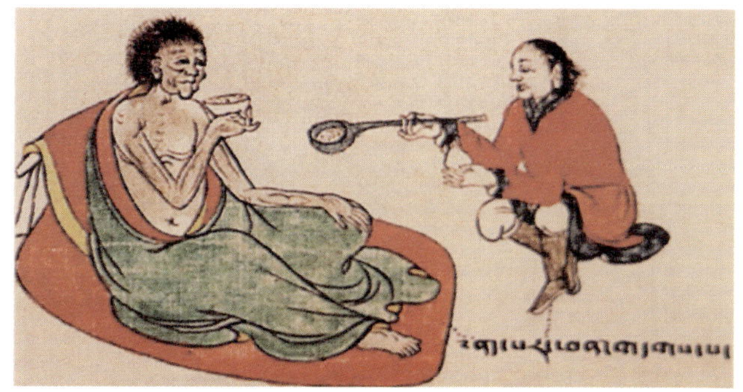

རྗེ་བཙུན་གཡུ་ཐོག་མཆོག་གིས།

གཞན་གྱི་དོན་ལའང་རང་གི་འདྲ་སེམས་པ། །

ཞེས་རང་གར་སྲོག་གཅོད་པ་སོགས་གཞན་ལ་འཚེ་བ་ལྟ་ཅི། ཐ་ན་གཞན་གྱི་དོན་དེ་ཐམས་ཅད་ཀྱང་རང་དོན་ཡིན་པ་ལྟ་བུར་སེམས་ཏེ་བློ་སྦྱོང་དགོས་པར་གདམས།

视人之事如己之事。

——宇妥·云丹贡布

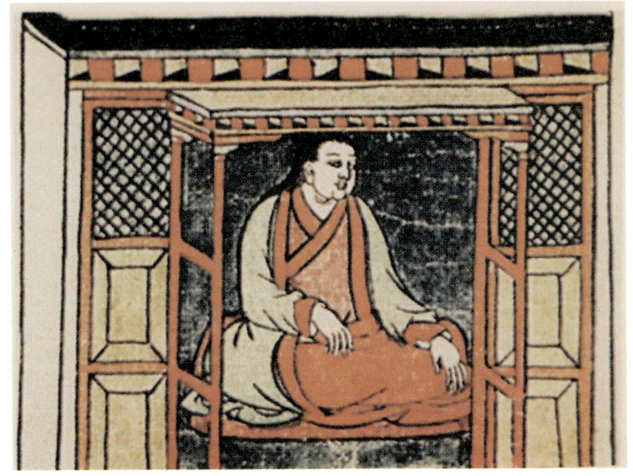

ལོ་ཆེན་བཻ་རོ་ཙ་ན་མཆོག་གིས།

དང་པོ་བསྲུང་བ་རབ་ཏུ་གཅེས།།

ཞེས་གཞན་རིམས་སོགས་ནད་ཐམས་ཅད་ཐོག་མར་མི་འབྱུང་བའི་དུས་ནས་ཡུལ་ཕྱོགས་དང་རང་ཉིད་བསྲུང་རྒྱུ་ནི་ཤིན་ཏུ་གལ་འགངས་ཆེ་བར་གདམས།

及时防御尤为贵。

——白若杂纳

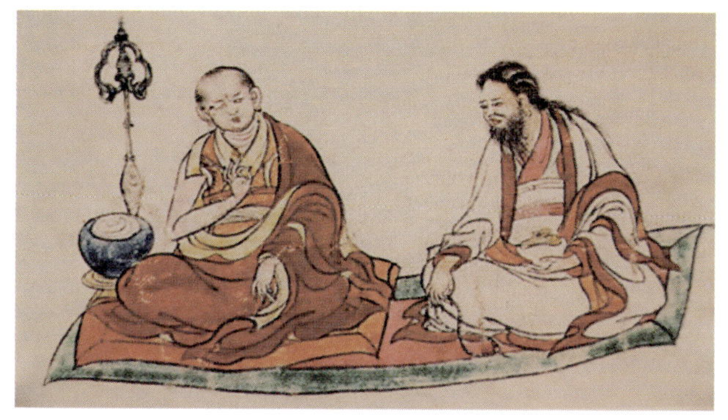

ཛ་སྲུམ་སྟོན་མཆོག་གིས།

སྔགས་དང་རྫས་དང་ཏིང་ངེ་འཛིན་གྱིས་བསྲུང་བར་བྱ་སྟེ། དུས་གསུམ་རྒྱུན་དུ་བག་དང་ལྡན་པར་བྱའོ། །

ཞེས་རྫས་སྔགས་ཏིང་འཛིན་གསུམ་གྱིས་གསོ་བྱ་ནད་པ། གསོ་བ་པོ་སྨན་པ། ནད་གཡོག་དང་བཅས་པ་བསྲུང་བར་བྱ་དགོས་ཏེ། དེ་ཡང་དུས་རྣམས་ཀུན་ཏུ་སྤྱོད་པ་ཐམས་ཅད་བག་ཡོད་དང་ལྡན་པར་བྱའོ་ཞེས་ནད་གཞི་སྤྱི་དང་ཁྱད་པར་རིམས་ནད་ལས་སྔོན་ཚུད་ནས་བཟློག་ཐབས་གདམས།

医者，静以修身，熟读经典，善用良药，且日常行为要自律。

——杂·松顿

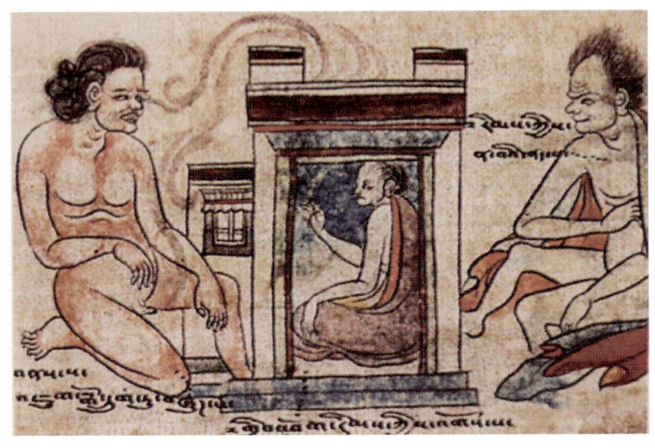

སློབ་དཔོན་པདྨ་འབྱུང་གནས་མཆོག་གིས།

ལྷུང་པའི་མདའ་སྒོ་བསྲུང་བ་དང༔འཇུག་པའི་སྒོ་གསུམ་
བཀག་པ་དང༔གྲོང་ཁྱེར་འགྲུས་（འདྲེས）ཐག་གཅད་པ་དང༔

ཞེས་གཉན་རིམས་མཆེད་པའི་སྐབས་ཡུལ་ལྷུང་སོ་སོའི་མདའ་སྒོ་སྟེ་ཡུལ་མཚམས་གཞན་དང་འབྲེལ་སའམ་མཁར་གྱི་སྒོ་མོ་ལྟ་བུ་བཙན་པོར་བསྲུང་བ་དང་། གསོ་བྱའི་ཁ་སྣ་འཕོངས་གསུམ་གཙོས་ནད་ཐོག་མར་འཇུག་སའི་སྒོ་བཀག་པ་སྟེ་ རྫས་སྔགས་སོགས་ཀྱིས་བསྲུང་བ། དེ་བས་མི་ཚོགས་འདུ་ཆེ་སའི་གྲོང་ཁྱེར་ནི་གནས་སྐབས་ཡུལ་གཞན་དང་མི་འདྲེས་པའམ་འབྲེལ་ཐག་གཅད་དགོས་པ་ནི་མི་ལོ་ཆིག་སྟོང་ལྷག་གི་སྔོན་ནས་གདམས་ཏེ། དེང་སྐབས་ལྷུ་ཏན་གྲོང་ཁྱེར་གྱི་རྣམ་པ་ལྟ་བུའོ།

口岸路卡禁通行，集市人流要切断。口鼻还有肛门等，避免接触疫病源。

——莲花生大师

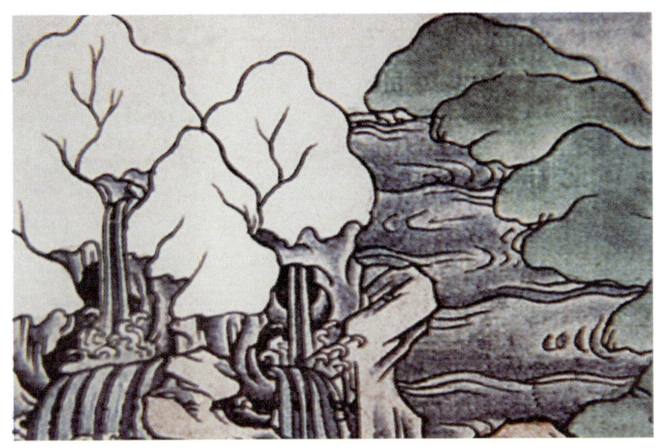

གོང་སྨན་དཀོན་མཆོག་བདེ་ལེགས་མཆོག་གིས།

ཚད་པ་ཤིན་ཏུ་ཆེ་བ་ལ། །འཕྲུལ་བ་གཡའ་ཆུ་གངས་ཆུས་དབུལ། །དེ་ལ་ཡིན་པའི་ཚད་པ་ལ། །ཆང་དང་གཉིད་ནི་མི་སྤྱོད། །

ཞེས་ཚད་པ་སྟོབས་ཧ་ཅང་རྒྱས་པའི་རིམས་ནད་ལ་ཚད་པ་ཞི་བའི་གཉེན་པོའི་སྨན་རྣམས་གཡའ་ཤག་གམ་རྫ་རི་ལས་བྱུང་བའི་ཆུ་དང་གངས་རིའམ་གངས་ལས་བྱུང་བའི་ཆུས་སྨན་རྟ་བྱས་ཏེ་སྨན་དབུལ་བར་བྱ་ཞིང་། དེ་ལྟ་བུའི་ཚད་པ་ལ་ཆང་རག་འཐུང་བ་དང་ཉིན་མོ་གཉིད་ལོག་ལ་ནི་རྣམ་པ་ཀུན་ཏུ་མི་རུང་སྟེ་འཛེམ་པར་བྱའོ། །ཞེས་གདམས།

当瘟疫热症高发时，宜用涧水雪水做药引。忌饮陈酒佳酿、昼眠等行为，以免引发热症。

——贡曼・贡秋德勒

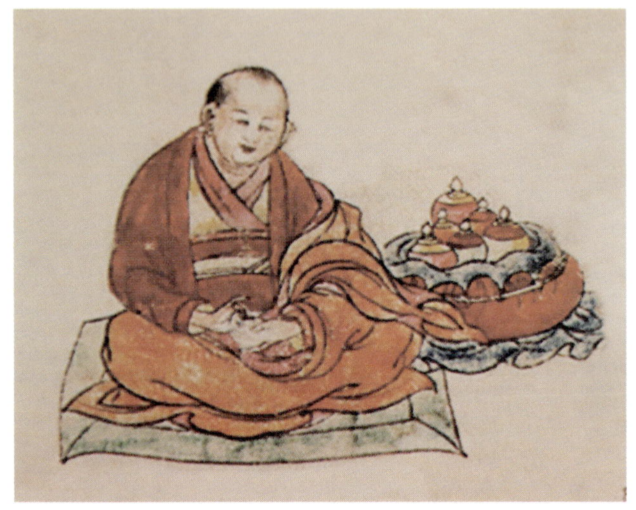

འཚོ་བྱེད་བློ་བཟང་ཆོས་འཕེལ་མཆོག་གིས།

གསོ་བྱེད་རྣམས་ཀྱང་རང་ལ་འགོ་བའི་ཕྱིར།།
སྲུང་བ་རྣམས་ནི་ལུས་ལ་བཅིངས་པ་དགོས།།

ཞེས་གཉན་རིམས་བཅོས་ལ་སེམས་ཞུམ་པ་མེད་པའི་གསོ་བར་བྱེད་པ་པོ་སྨན་པ་རྣམས་ཀྱང་ལུས་ལ་སྲུང་བ་མེད་ན་ཚུར་རང་ཉིད་ལའང་འགོ་བའི་ཕྱིར་རྫས་སྔགས་སོགས་སྲུང་བའི་རིགས་སུ་གྱུར་པ་རྣམས་རྟག་ཏུ་ལུས་ལ་བཅིངས་པའམ་གདགས་པར་བྱའོ་ཞེས་གདམས།

因自身也可能感染，故医者也要做好防御措施。

——洛桑曲培

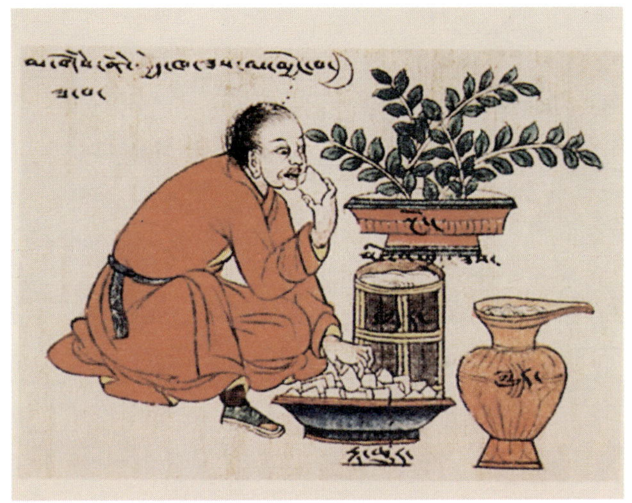

རྗེ་བཙུན་གཡུ་ཐོག་མཆོག་གིས།

ཟས་སྐོམ་ལེགས་སྤྱོད་ལུས་དང་སྲོག་འཚོ་ཞིང་། །
དམན་ལྷག་ལོག་གྱུར་ནད་བསྐྱེད་འཕྲལ་སྲོག་འཇོམས། །

ཞེས་འགྲོ་བ་རྣམས་འཚོ་བར་བྱེད་པའི་ཟས་དང་སྐོམ་གཉིས་འདོད་ཆགས་ཞེ་སྡང་གཏི་མུག་གསུམ་གྱིས་ཧ་ཅང་མ་གཡོས་ཏེ་ལེགས་པར་ཚུལ་བཞིན་ལོངས་སུ་སྤྱོད་པས་སྲོག་ཡུན་དུ་འཚོ་ཞིང་། དེ་ལས་ལྡོག་སྟེ་རོ་ནུས་དང་། སྦྱོར་བ། ཚད་སོགས་དམན་ལྷག་ལོག་པར་འགྱུར་ཚེ་ནད་སྣ་ཚོགས་བསྐྱེད་པར་བྱེད་ལ་གློ་བུར་སྲོག་ཀྱང་འཇོམས་པར་བྱེད་དོ་ཞེས་གདམས།

饮食适当行正者，身心健康能益寿；饮食不当致疾病，滋生病痛丢性命。

——宇妥·云丹贡布

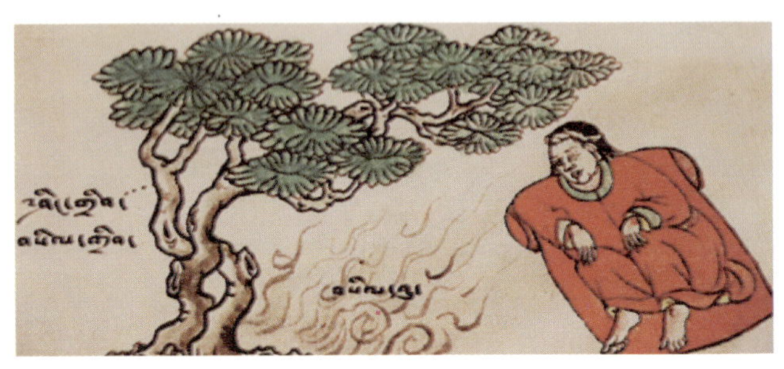

སྡེ་སྲིད་སངས་རྒྱས་རྒྱ་མཚོ་མཆོག་གིས།

སྤྱོད་ལམ་གོས་དྲོ་དབེན་པའི་གནས་སུ་འདུག །
མེ་དང་ཉི་མ་བསིལ་བུ་ཉིན་མོའི་གཉིད། །
གདོན་ཆེན་མི་སོགས་འགྲུལ་སྣ་རིང་དུ་སྤང་། །

ཞེས་གཉན་རིམས་མཆེད་པའི་སྐབས་སྤྱོད་ལམ་གོས་དྲོ་བར་སྒྲོན་ཏེ་དབེན་པའི་གནས་སུ་གཞན་དང་འབྲེལ་བཅད་དེ་འདུག་པར་བྱ་ཞིང་། མེ་དང་ཉི་མ་བསྲོ་བ། གྲང་བསིལ་བུ་དང་ཉིན་མོའི་རིང་གཉིད་ལོག་པ། རྣམ་པར་འཚེ་བའི་རིགས་དང་མི་སོགས་འགྲུལ་པ་ཕན་ཚུན་འགྲོ་འོང་གི་རིགས་སྤང་བར་བྱའོ་ཞེས་གདམས།

疫情期间应身处清净之地，并注意保暖；不要在大火、烈日及凉风处长驻，并避免昼眠、接触外人等。

——第司·桑杰嘉措

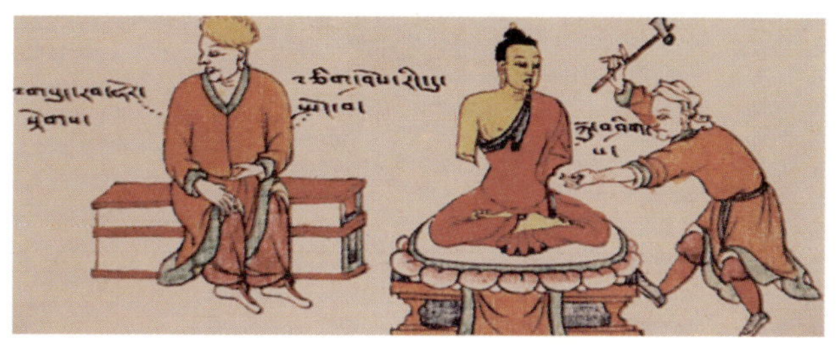

ཁམས་གཙང་འབྲུག་རྒྱལ་མཆོག་གིས།

རྐྱེན་ནི་དུས་ཀྱི་སྤྱོད་ངན་གྱིས་བསླངས་པས།།

ཞེས་གཞན་རིམས་ནི་དུས་དབང་གི་སྤྱོད་ངན་ཏེ། ལས་འབྲས་ཀྱི་རྣམ་གཞག་གོ་ལོག་ནས་སྤྱོད་པ་ཐམས་ཅད་སྤང་བླང་ཕྱིན་ཅི་ལོག་པ་ལས་སློང་བར་བྱེད་ཅེས་གདམས།

疫病以起居不当等坏习惯为诱因而引发。

——康仓·珠嘉

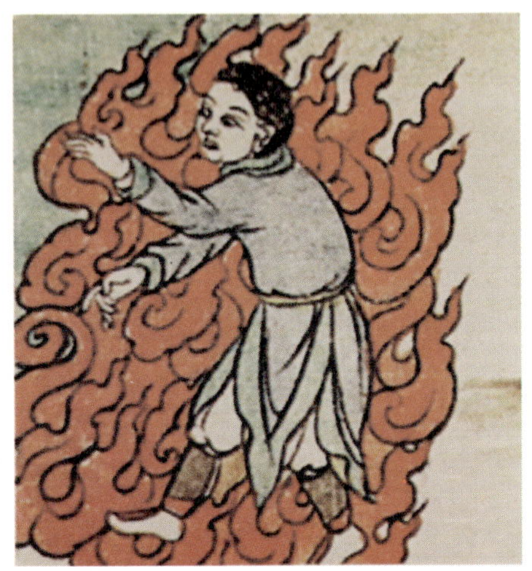

སློབ་དཔོན་པདྨ་འབྱུང་གནས་མཆོག་གིས།

འདི་ནི་སྤང་ལ་མེ་མཆེད་བཞིན༔ འགོས་སྐྱེན་འཆི་སླ་གསོ་བ་དཀའ༔ གང་བྱུང་ས་དེར་མི་ཐག་གཅོད༔

ཅེས་ཏ་ལ་ཅོག་འཁྲིལ་སོགས་གཉན་རིམས་གདུག་ཅན་རྣམས་སྤང་ལྗོངས་ལ་མེ་ལྕེ་མཆེད་པ་ལྟར་ཤིན་ཏུ་ནས་འགོས་མགྱོགས་ལ་དེས་བཏབ་པའི་འགྲོ་བ་རྣམས་འཆི་སླ་ཞིང་གསོ་ཡང་དཀའ་བས་གང་དུ་བྱུང་བའི་ཡུལ་ཕྱོགས་སུ་མི་ཡི་རྒྱུ་འགྲུལ་སོགས་དེ་མ་ཐག་བཀག་སྟེ་འདུ་འཛི་གཏན་ནས་མེད་པར་བྱའོ་ཞེས་གདམས།

疫病如同星火燎原般，易染难治多害命，故应隔离病源地。

——莲花生大师

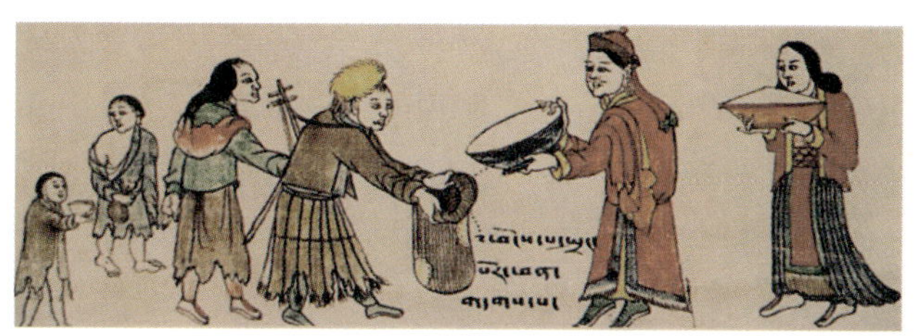

ངན་ལས་ཚད་ཀྱང་བཟློག་ཅིང་བཟང་ལས་བཤོལ་ཡང་བརྩམ།།

ཞེས་དགོས་མེད་སེམས་ཅན་གྱི་སྲོག་གཅོད་པ་སོགས་སྤྱོད་ངན་གྱི་རིགས་སུ་གྱུར་པའི་ངན་ལས་བྱ་རྒྱུ་གྲོས་ཚད་ཟིན་ཡང་ངན་འབྲས་ལ་བསམས་ཏེ་དེ་ལྟར་དེ་དག་ལས་བཟློག་པ་སྟེ་བརྩམ་པར་མི་བྱ་ཞིང་། གཞན་ཕན་སོགས་བཟང་ཕྱོགས་ཀྱི་ལས་རྣམས་ཕྱིར་བཤོལ་ཟིན་ཡང་དགེ་འབྲས་ལ་དམིགས་ཏེ་ལྟར་དུ་བརྩམ་པར་བྱའོ་ཞེས་གདམས།

医者不可以小益为不平而不修，不可以小损为无伤而不防。

——宇妥·云丹贡布

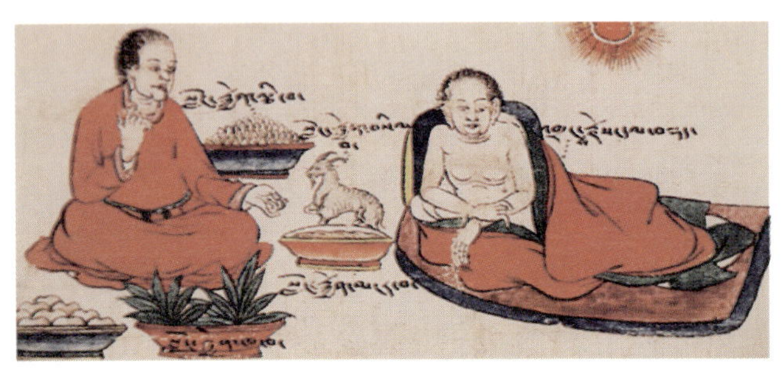

སྨུག་ཚང་ལོ་ཙཱ་བ་ཤེས་རབ་རིན་ཆེན་མཆོག་གིས།

རིམས་ནི་ནད་དོ་ཅོག་གི་རྒྱལ་པོ་སྟེ།།
རྒྱུ་ནི་ཟ་ཉལ་འདུག་གསུམ་ཉེས་པ་ལས།།

ཞེས་རིམས་ནད་ནི་ཤིན་ཏུ་སྟོབས་ཆེ་ཞིང་བཀའ་གཉན་པ་ཡུལ་གྱི་རྒྱལ་པོ་ལྟ་བུ་ཡིན་ཞིང་། དེ་ཉིད་ཀྱི་རྒྱུ་ནི་མི་རྣམས་ཀྱིས་ཟས་བཟའ་ཉེས་པ། ཉལ་ཉེས་པ། འགྲོ་འདུག་ཉེས་པ་བཅས་ལོག་པའི་སྤྱོད་པ་འབའ་ཞིག་ལས་འབྱུང་བར་གདམས།

瘟疫为众病之首，此乃饮食起居不当所致。

——协绕仁钦

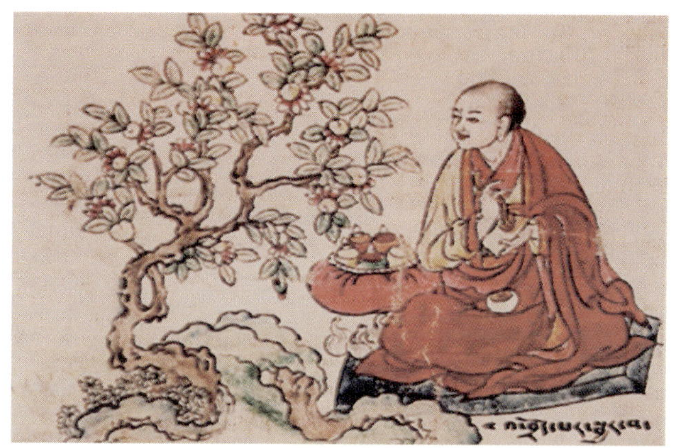

མཉམ་མེད་དྭགས་པོ་ལྷ་རྗེ་མཆོག་གིས།

རྫས་ལ་ལྕགས་ཀྱིས་བཏབ་པར་བྱ། །བདུད་རྩི་སྨན་གྱི་ངོ་བོར་གྱུར། །སྨན་སྒྲུབ་བདུད་རྩི་གསེར་བསྒྱུར་འདི། །ཞེས་ན་འཇིག་རྟེན་ནད་དང་བྲལ། །མཆོད་ན་རྒྱལ་བ་ཐམས་ཅད་མཉེས། །བསྟེན་ན་འཁྲུགས་པའི་རིམས་ནད་ཆད། །གཞན་ཕྱིན་དགེ་བ་ཟད་མེད་ཐོབ། །

ཅེས་སྨན་རྫས་རྣམས་ལ་ལྕགས་དང་ཚོགས་བདུད་རྩིའི་ངོ་བོར་བསྒྲིད་པར་བྱ་སྟེ། ལྕགས་གསེར་ལ་བསྒྱུར་འདྲའི་སྨན་དག་མཆོད་པའི་རྫས་ཀྱི་མཆོག་དང་རིམས་ནད་གསོ་བའི་བདུད་རྩི་ཡིན་པས་དེས་འཇིག་རྟེན་ཁམས་སུ་བྱུང་བའི་ནད་ཀྱི་རྒྱུན་ཆད་པར་བྱེད་པས་རིམས་སོགས་ཀྱིས་མནར་བའི་གསོ་བྱ་ལ་ཕྱིན་ན་དགེ་བ་རླབས་ཆེ་ཞེས་གདམས།

经过合理炮制之药物，如同铁屑化成金子般殊胜。救死扶伤无比珍贵之甘露，具有祛邪除疫无上之效果。

——塔波拉杰

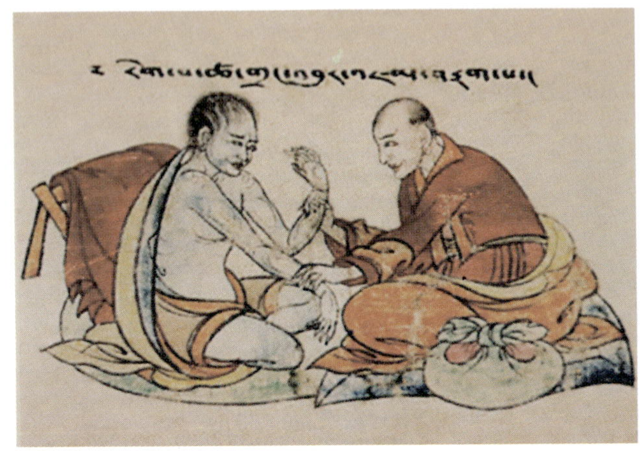

རྗེ་བཙུན་གཡུ་ཐོག་མཆོག་གིས།

ལྟོ་ལྟོང་སེམས་ཞུམ་དུས་སུ་ནད་དྲི་བསྲུང་།།
འགྲངས་ངོམས་སྲུང་བས་དཔའ་བསྐྱེད་དེ་དུས་བལྟ།།

ཞེས་ཟས་སྐོམ་མེད་པའམ་སྐྱུང་བར་གནས་པའི་སྐབས་ཏེ་གྲོད་པ་སྟོང་པ་དང་། སྙུ་ངན་དང་རང་བཞིན་གྱིས་སེམས་ཞུམ་པའི་དུས་སུ་འགོ་སླ་བའི་ནད་དྲི་ངེས་པར་བསྲུང་དགོས་ཤིང་། འཚོ་བྱེད་སྨན་པ་རྣམས་ཀྱིས་ཀྱང་ཟས་ཀྱིས་འགྲངས་ཤིང་སྐོམ་གྱིས་ངོམས་པའི་དུས་སུ་ལུས་ལ་སྲུང་བ་བཅངས་ནས་དཔའ་རབ་ཏུ་བསྐྱེད་དེ་གདེང་དང་ལྡན་པའི་གནས་སྐབས་སུ་རིམས་ཀྱིས་མནར་བའི་གསོ་བྱ་བལྟ་བར་བྱ་ཞེས་གདམས།

饥饿气馁之时更要注重预防，饱食强体（做好防御措施）之后方可进行诊疗。

——宇妥·云丹贡布

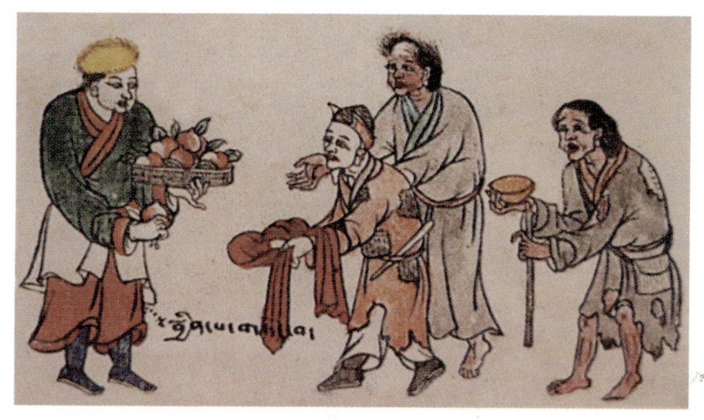

བྱང་པ་རྣམ་རྒྱལ་གྲགས་བཟང་མཆོག་གིས།

སྡིག་པ་ཕྲ་མོའང་ཤུགས་ཀྱིས་སྤོང་བ་དང་།།
དགེ་ལ་བརྩོན་ཞིང་ཆོས་དང་འཇིག་རྟེན་གྱི།།
དམ་པའི་ལུགས་བཟང་རྣམས་ལ་གནས་པར་བྱ།།

ཞེས་མི་དགེ་བའི་ལས་ཕྲ་མོ་སྤུ་རྩེ་ཙམ་ཡང་རང་ཤུགས་ཀྱིས་སྤོང་བ་དང་། རྒྱུན་པར་རྣམ་དཀར་དགེ་བའི་ལས་ལ་རབ་ཏུ་བརྩོན་ཞིང་ལུགས་གཉིས་ཀྱི་ཡ་རབས་དམ་པའི་སྲོལ་ལུགས་ལེགས་སྤྱོད་རྣམས་ལ་གནས་པར་བྱ་སྟེ། དེས་མི་ན་བར་ཚེ་རིང་དུ་གནས་ཤིང་། ན་བ་གསོ་བར་བྱེད་པ་སོགས་དགེ་ཚོགས་ཆེ་བར་གདམས།

医者应当正气自在，心诚意正，救死扶伤。

——强巴·囊杰扎桑

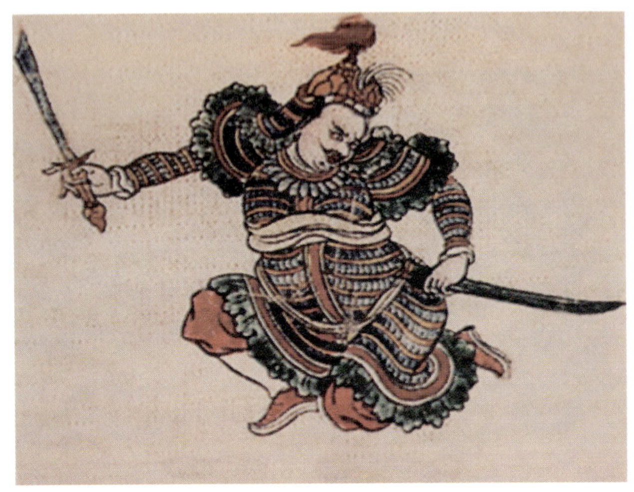

སློབ་དཔོན་པདྨ་འབྱུང་གནས་མཆོག་གིས།

ལུས་སྲུང་མེད་པའི་སྨན་པ་ནི༔གོ་མེད་གཡུལ་དུ་འཇུག་པ་འདྲ༔ དེས་ན་རྡོ་རྗེ་ཁྲབ་རིང་གཅེས༔

ཞེས་གསོ་བ་པོ་སྨན་པ་རྣམས་སྔགས་སོགས་ཀྱི་སྲུང་བ་མེད་པར་རིམས་ནད་གསོ་བཅོས་ལ་འཇུག་པ་ནི་དཔའ་བོ་གོ་མཚོན་མེད་པར་དམག་སར་མཆོང་པ་དང་འདྲ་བའི་ཕྱིར་ན་བདག་གིས་བདུད་རྩི་བུམ་པར་བསྟན་པའི་རིམས་སྲུང་རྡོ་རྗེ་ཁྲབ་རིང་ཚུལ་བཞིན་བསྒྲུབ་སྟེ་ལུས་ལ་བཅང་བ་ཤིན་ཏུ་གཅེས་ཞེས་སྐྱིགས་དུས་ཀྱི་འཚོ་བྱེད་ལ་ཐུགས་བརྩེ་བ་ཆེན་པོས་གདམས།

无防御措施之医者，如同赤身赴疆场，故应先注重防护自身，如同《甘露宝瓶》所记载的“金刚铠甲”。

——莲花生大师

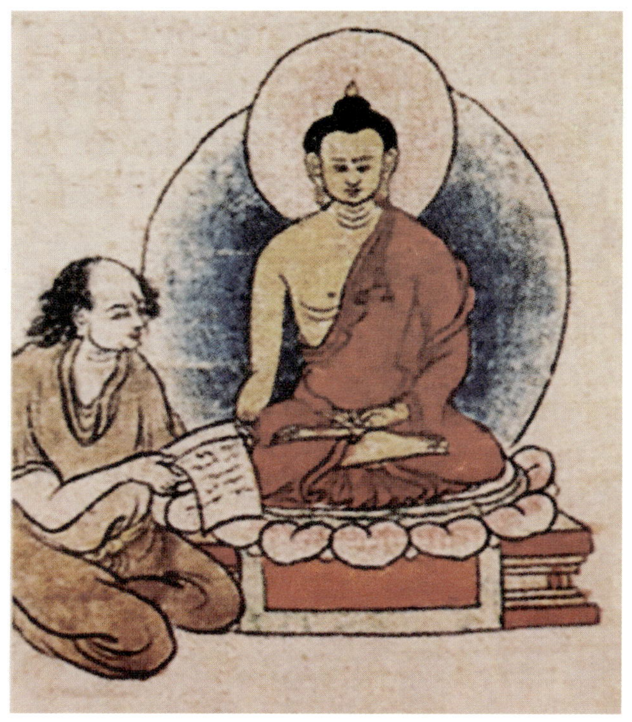

རྗེ་བཙུན་གཡུ་ཐོག་མཆོག་གིས།

གཞན་གི་ནོར་ལ་མི་འབགས་ལ་ཡོགས་མནའ་ལ་འཛེམ།།

ཞེས་གཞན་གྱི་ནོར་ལོངས་སྤྱོད་སོགས་མ་བྱིན་པར་མི་ལེན་པ་སྟེ་མི་འབགས་ཤིང་། ལ་ཡོགས་སམ་རྒྱུ་འབྲས་འཁོར་ངེས་པའི་ལས་དང་མནའ་ལ་རབ་ཏུ་འཛེམ་པར་བྱའོ་ཞེས་གདམས།

医者，切忌盗取他人之物以及背信弃义之行为。

——宇妥·云丹贡布

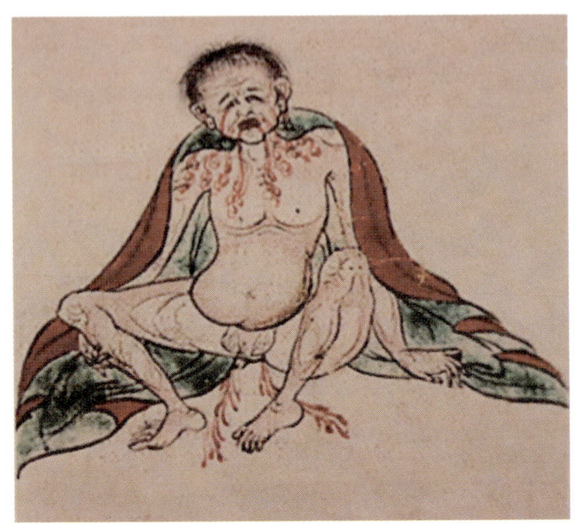

འཚོ་བྱེད་བཛྲ་ཤྭ་རེ་མཆོག་གིས།

ནད་གཞན་གསོ་བའི་གཞུང་གདམས་མང་ཤེས་ཀྱང་། །དེ་ལ་སྨོས་ཀྱི་གཉེན་པོ་མ་སླེབ་ན། །སྨན་དཔྱད་གང་ཡང་ཁོ་བོའི་གྲོགས་ཡིན་ཏེ། །འཆི་བདག་ཁ་ཏུ་དེ་སྒྲོག་སྐྱུར་དུ་འགྲོ། །

ཞེས་སྨན་པ་རྣམས་ནད་གཞན་གང་དག་གསོ་བའི་གཞུང་དང་གདམས་པ་མང་དུ་ཤེས་ཀྱང་། གདུག་ཅན་གཉན་རིམས་ལ་སྨོས་བཅོས་སམ་ཆེད་དམིགས་ཀྱི་གཉེན་པོ་མེད་ན་སྨན་དང་དཔྱད་སོགས་གང་ཡང་གཉན་རིམས་ཀྱི་གྲོགས་སུ་འགྱུར་བ་ཡིན་ཏེ། གཉན་ཚད་རླུང་གསུམ་འཐབ་ལ་གཅིག་གཉེན་གཅིག་གྲོགས་སུ་གྱུར་ཞིང་། དེས་གསོ་བྱ་རྣམས་འཆི་བདག་གཤིན་རྗེའི་ཁ་ཏུ་བརྫངས་པ་ལྟར་དེ་མྱུར་འཆི་བར་བྱེད་ཅེས་གདམས།

即使熟知诸秘方，但无治疫良药时，一切治疗无疗效，如同推往死神处。——班杂秀热

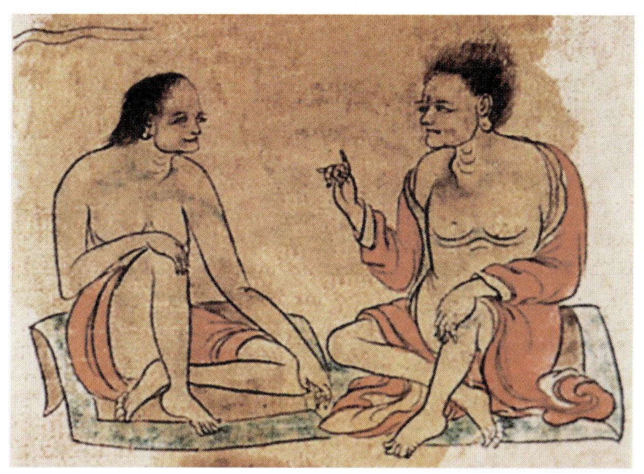

རྗེ་བཙུན་གཡུ་ཐོག་མཆོག་གིས།

ཡམས་དགུ་བདེན་པར་མི་བཟུང་ལེགས་པར་དཔྱད་ནས་བཟུང་།།

ཞེས་གཞན་གྱི་ཡམས་རོ་ཅོག་ཐམས་ཅད་དེ་མ་ཐག་བདེན་པར་མི་བཟུང་བར་དངོས་ཤུགས་བརྒྱུད་གསུམ་ནས་ལེགས་པར་བརྟགས་ཏེ་བདེན་པའི་ངེས་པ་བརྟན་པོར་རྙེད་རྗེས་ད་གཏོད་བདེན་དོན་བླང་བར་བྱའོ་ཞེས་གདམས།

疫病盛行时，不能轻信谣言，要有鉴别能力。

——宇妥·云丹贡布

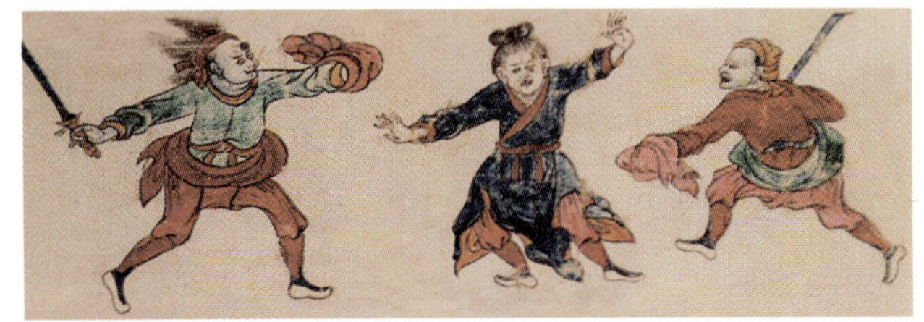

ཨོ་རྒྱན་ཕྲིན་ལས་གླིང་པ་མཆོག་གིས།

འཚོ་བྱེད་ཕན་པའི་སེམས་ལྡན་ཡང༔དང་པོ་རང་བསྲུང་མ་ཤེས་ན༔ སྐྱེས་བུ་གཡུལ་ངོར་འཇུག་པ་འདྲ༔

ཞེས་གཉན་རིམས་མཆེད་པའི་སྐབས་འཚོ་བྱེད་སྨན་པ་རྣམས་གཞན་ཕན་གྱི་སེམས་དང་ལྡན་ཡང་ཐོག་མར་རང་ཉིད་བསྲུང་རྒྱུ་མ་ཤེས་ན་དཔའ་དང་ལྡན་ཡང་གོ་མཚོན་མེད་པའི་སྐྱེས་བུ་དམག་སར་བསྐྱོད་པ་དང་མཚུངས་པས་ཐོག་མར་རང་སྲུང་ནི་ཤིན་ཏུ་གལ་ཆེ་བར་གདམས།

即使医者心怀仁慈，如若不知自我防御，如同赤身奔赴疆场。

——吾金·诚列林巴

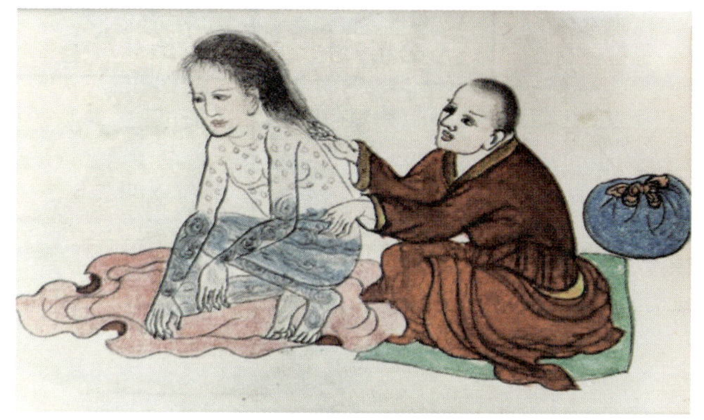

ཟུར་མཁར་མཉམ་ཉིད་རྡོ་རྗེ་མཆོག་གིས།

སྨན་པ་ནད་གཡོག་གང་ཉེའི་འཁོར་ལ་འགྲོ། །སྲུང་བ་མེད་ན་མེ་ལྕེ་སྦྲང་མ་འདྲ། །དེ་ཕྱིར་རང་གཞན་བསྲུང་བ་གཙུད་དུ་བསྟན།།

ཞེས་གཉན་རིམས་ནི་སྨན་པ་དང་ནད་གཡོག་སོགས་གསོ་བྱ་ནད་པ་གང་དང་ཉེ་བར་གྱུར་པའི་འཁོར་རམ་འབྲེལ་འདྲིས་ཅན་རྣམས་ལ་དེའི་ནད་རླངས་སམ་ནད་དུག་འཕྲོ་བ་སྐྱེ་འགོ་བར་འགྱུར་པས་དེ་རྣམས་ལ་སྲུང་བ་མེད་པར་རང་གར་ནད་པ་གསོ་བཅོས་ལ་འཇུག་པ་ནི་སྦྲང་མ་མེ་ལྕེར་མཆོངས་ཏེ་ལྕེབས་པ་དང་འདྲ་ཞིང་། རྒྱུ་མཚན་དེའི་ཕྱིར་ན་རང་གཞན་བསྲུང་བའི་ཐབས་ཐིགས་གབ་སྦྲས་ཀྱི་ཚུལ་དུ་བསྟན་པ་རྣམས་ཤིན་ཏུ་གཅེས་ཞེས་གདམས།

医护人员以及患者眷属等，若无防御措施，便如飞蛾扑火，故应十分重视防御措施。

——苏喀·娘尼多吉

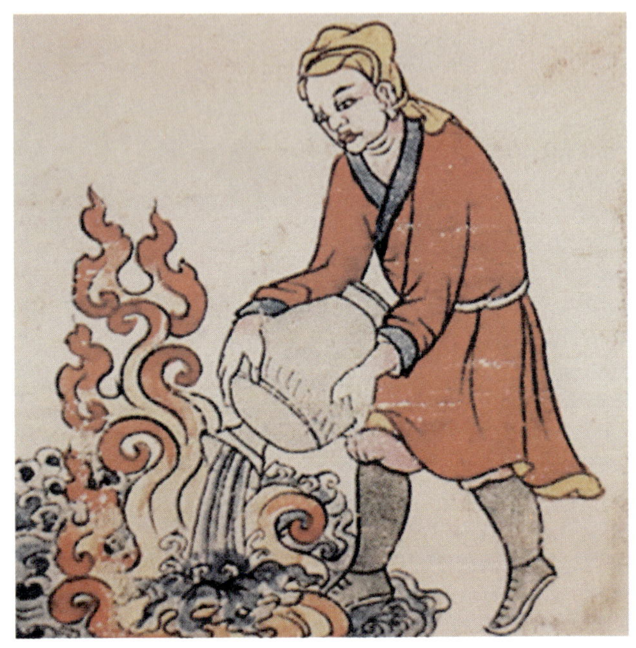

རྗེ་བཙུན་གཡུ་ཐོག་མཆོག་གིས།

རིམས་ལ་མ་སྨིན་སྟོངས་ཚད་གཅེས་པར་བཟུང་།

རིམས་ནད་ཀུན་ལ་ཐོག་མར་ཚད་པ་མ་སྨིན་པ་སྨིན་པར་བྱེད་པ་དང་། མཐུག་ཏུ་ཚད་པའི་དབལ་བསད་ཐལ་བས་རླུང་སྐྱེད་པར་བྱེད་དེ། སྟོངས་ཚད་ལྡང་བས་རླུང་གནོན་ལུས་ཟུངས་གསོ་རྒྱུ་ནི་ཤིན་ཏུ་གལ་ཆེ་བར་གདམས།

疫病未熟，虚热慎把握。

——宇妥·云丹贡布

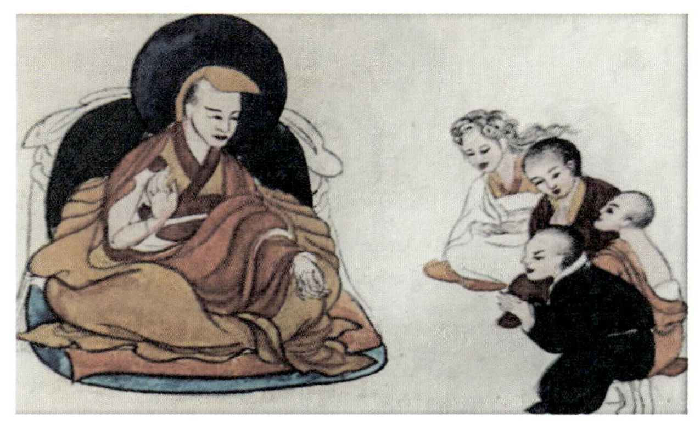

རྗེ་བཙུན་གཡུ་ཐོག་མཆོག་གིས།

མི་བྲན་ཁྱད་དུ་མི་བསད་མཐོ་ལ་ཕྲག་དོག་སྤང་།།

ཞེས་ཤེས་དབང་འབྱོར་སྟོབས་སོགས་རང་ལས་དམན་པར་གྱུར་པའི་འཁོར་རམ་བྲན་དུ་གྱུར་པ་རྣམས་བརྙས་པར་མི་བྱ་ཞིང་། དེ་བཞིན་རང་ལས་མཐོ་བ་རྣམས་ལ་ཕྲག་དོག་གི་རིགས་སུ་གྱུར་པ་རྣམས་སྤང་བར་བྱའོ་ཞེས་གདམས།

医护人员应当不欺弱者，不妒强者。

——宇妥·云丹贡布

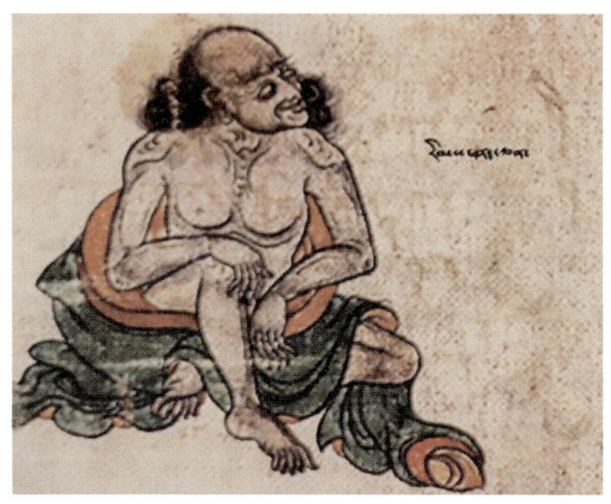

གཉེར་ཆེན་ཁམས་གཙང་འབྲུག་རྒྱལ་མཆོག་གིས།

ཕལ་ཆེར་བཅོས་པའི་ཡོང་མེད་ཐོག་བབས་གསོད།།
རྩ་ཆུ་འཚོལ་བས་ངེས་མེད་ངོས་བཟུང་དཀའ།།
རིམ་བཞིན་དྲིས་ཕོག་འགོས་ནས་མཆེད་པ་སོགས།།

ཞེས་གཉན་རིམས་གདུག་ཅན་ཕལ་ཆེར་ནི་གསོ་བཅོས་བྱེད་པའི་དུས་ཁོམ་མེད་དེ། ནམ་མཁའ་ནས་ཐོག་བྱུང་བ་ལྟར་གློ་བུར་དུ་འགྲོ་བའི་སྲོག་གཅོད་པར་བྱེད་ཅིང་ནད་རྟགས་རྩ་ཆུ་སོགས་ཀྱང་འགྱུར་ལྡོག་གི་འཕྲུལ་སོ་མང་ལ་ངེས་པ་མེད་པས་ནད་ངོས་འདི་ཡིན་འཛིན་དཀའ་ཞིང་། དེ་བས་རིམ་པ་བཞིན་ནད་དྲིའམ་ནད་དུག་ཕོག་ནས་དུ་མར་འགོས་ཏེ་གཉན་རིམས་རྒྱ་ཆེར་ཁྱབ་པར་བྱེད་ཅེས་གདམས།

尿诊脉象混乱难辨之，多无疗期瞬时卒，接触病气即传染。

——康仓·珠嘉

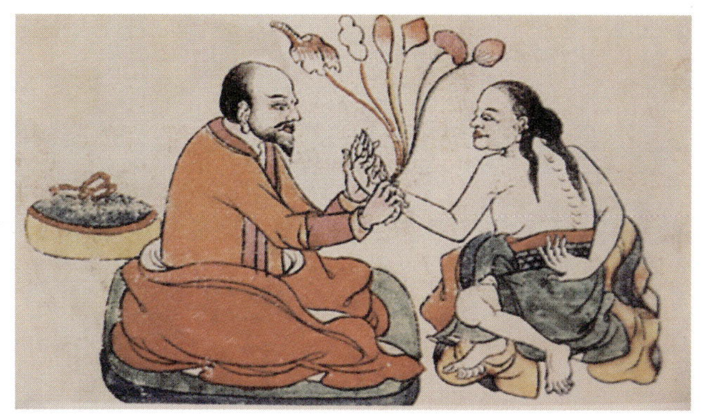

རྗེ་བཙུན་གཡུ་ཐོག་མཆོག་གིས།

མི་སྲོག་ཚོད་ལེན་མ་བྱེད་གདེངས་ལྡན་སློབས།།

ཞེས་གསོ་བ་པོ་སྨན་པས་འགྲོ་མཆོག་གཙོ་བོར་གྱུར་པའི་མི་ཡི་སྲོག་ལ་གདེངས་མེད་ཚོད་བགམ་གྱིས་སྨན་དཔྱད་གང་དྲན་ཅི་བྱུང་མ་བྱེད་པར་ཐོག་མ་ནས་སློབ་དཔོན་མཁས་པའི་ཞལ་ནས་གཞུང་དང་ཕྱག་ལེན་ངེས་རྙེད་འཆུག་མེད་བསླབ་དགོས་ཞེས་སྐུལ་མ་གནང་།

勿以人命当试验，练就精湛好医术。

——宇妥・云丹贡布

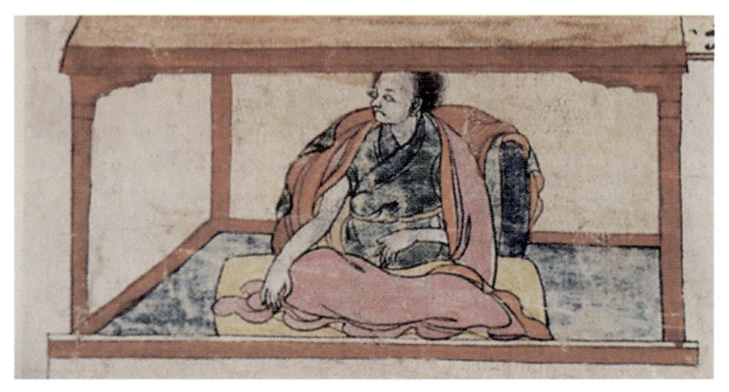

བོ་དོང་པཎ་ཆེན་ཕྱོགས་ལས་རྣམ་རྒྱལ་སྐྱེས།

ཁྲུས་བྱས་བགྲེས་ཤིང་དབེན་པར་གནས།།

ཞེས་རྒྱུན་པར་ནད་མི་འབྱུང་བའི་ཕྱིར་རྟག་ཏུ་ཁྲུས་བྱ་ཞིང་། ཟོ་བ་ཅུང་ཟད་སྐྱུང་བའི་ཚུལ་གྱིས་མི་མང་འདུ་བའི་གནས་ལས་བྱོལ་ཏེ་ཟང་ཟིང་མེད་པའི་དབེན་འཛམ་ཡོར་ཡུག་ཏུ་གནས་དགོས་པར་གདམས།

勤盥洗，少饮食，处净地。

——普东·乔勒襄杰

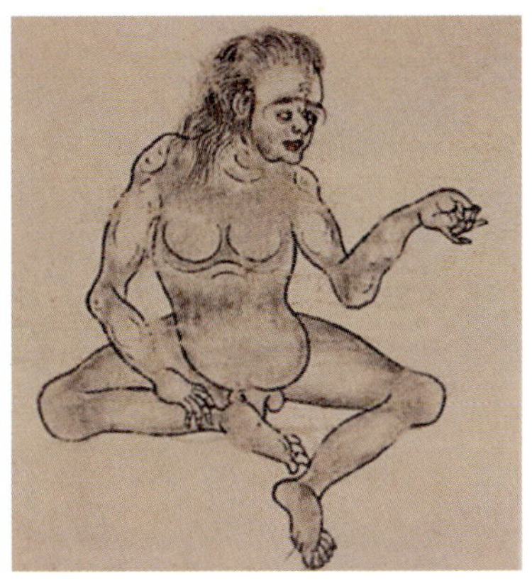

འཇམ་མགོན་ཀོང་སྤྲུལ་མཆོག་གིས།

གཉན་རིམས་ནི། དེང་སང་དུས་དབང་གིས་ཤིན་ཏུ་མང་ཞིང་ནད་རྟགས་སྣ་ཚོགས་པ་འབྱུང་བས་ཤིན་ཏུ་བརྟག་དཀའ་ཞིང་ནད་གཞན་ལའང་གཉན་ཤས་མེད་པ་ཆེར་མེད་པ་ལྟ་བུ་སྣང་བས་ཐོན་ཐེངས་དགོས།

ཞེས་དེང་སང་སྟེ་སྤྱི་ལོའི་དུས་རབས་བཅུ་དགུའི་སྐབས་ནས་གཉན་རིམས་ཤིན་ཏུ་དར་ཚུལ་གསུངས་ལ་དེ་བས་དུས་དབང་གིས་ཞེས། ཤུགས་ལས་འགྲོ་བ་མིས་བསམ་སྤྱོར་ངན་པ་སྣ་ཚོགས་བརྩམས་པའི་དུས་ཀྱི་དབང་དུ་དར་བར་དགོངས་ཏེ། སློབ་དཔོན་གྱི་ཞལ་ནས། དུས་རྣམས་མི་འགྱུར་མི་རྣམས་འགྱུར། །ཞེས་པས་མཚོན་ནུས་ཏེ། མདོར་ན་རང་ཅག་འགྲོ་བ་མིའི་སྒོ་གསུམ་གྱི་སྤྱོད་པ་བག་ཡོད་དགོས་ཚུལ་གལ་ཆེ་བར་བསྟན།

瘟疫，乃当今常见，为病症复杂并难以辨诊的疾病，因具有传染性，故须谨慎自身行为。

——贡珠·云丹嘉措

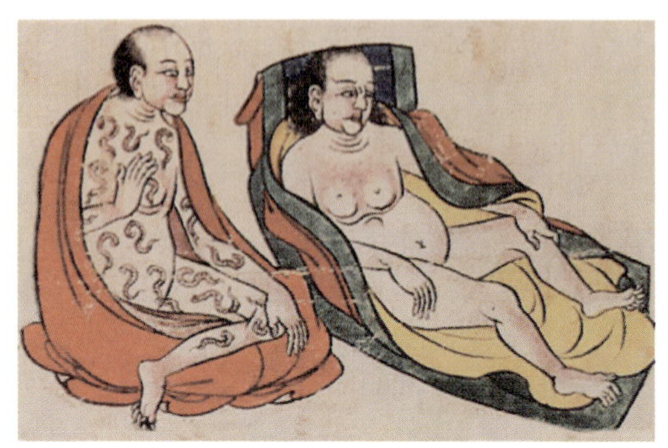

འཚོ་བྱེད་བཟྲ་ཀཱ་རི་མཆོག་གིས།

དེ་ཚེ་ལུས་ཟུངས་ལྷན་སྐྱེས་སྲིན་བུ་རྣམས། །སྐྲག་པས་བྱེར་རམ་ནང་དུ་འགུམས་པ་ལས། །བཟོད་དཀའི་ཟུག་རྔུ་ཉིན་ཞག་བཅུ་བཞིའི་བར། །སྨན་མ་སླེབ་ན་མཐར་བྱེད་གྲོང་དུ་འགྲོ། །

ཞེས་ཕྱི་རོལ་གྱི་གཉན་སྲིན་དག་གིས་ལུས་ལ་ལྷན་སྐྱེས་སུ་ཡོད་པའི་སྲིན་བུ་རྣམས་བག་ཚ་བར་གྱུར་ཏེ་ཞུམ་པས་གནས་གང་ཅུང་དུ་ལྷག་པར་བྱེར་ཞིང་ཁྲབ་པའམ་འཆི་བར་འགྱུར་ལ། དེས་ཕྱི་ནང་གི་སྲིན་རབ་ཏུ་འཁྲུགས་ཏེ་ཤིན་ཏུ་མི་བཟོད་པའི་རིམས་ནད་ཀྱིས་མནར་ནས་ཉིན་ཞག་བཅུ་བཞིའི་བར་གཉེན་པོའི་སྨན་མི་སླེབ་ན་མཐར་སྲོག་གི་དབང་པོ་འགག་པར་བྱེད་ཅེས་གདམས།

དམིགས་བསལ་ཉིན་ཞག་བཅུ་བཞི་ཞེས་པ་དེང་སྐབས་ཕྱིའི་དབང་དུ་བཤད་པའི་ཧོག་གསར་གློ་ཚད་ནད་ཀྱི་ཐོག་མར་གབ་དུས་ཞག་བཅུ་བཞི་（14天潜伏期）བྱ་བ་དང་མཚུངས་པར་རང་རེའི་མེས་པོ་རྣམས་ཀྱིས་གདམས།

（疫病）致使体内原有微生物流窜而疼痛难忍，为期十四天内未服药，常使病情发展，病患丢失性命。

——班杂秀热

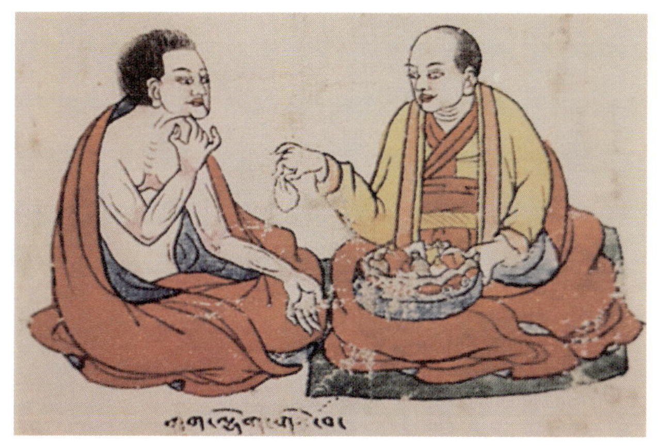

རྗེ་བཙུན་གཡུ་ཐོག་མཆོག་གིས།

རིམས་ཀྱི་ནད་ལ་དེ་བ་ལྔ་སྦྱོར་མཆོག །

ཅེས་རིམས་ཚད་གསར་པ་རྒྱས་པ་གསོད་པ་ལ་མན་རྒྱུད་ཚ་བ་སྤྱི་བཅོས་སྐབས་གསུངས་པའི་དེ་བ་ལྔ་ཐང་ཉིད་མཆོག་ཏུ་གྱུར་པའི་གཉེན་པོ་ཡིན་ཞེས་གདམས།

瘟病宜用“五味德瓦散”。

——宇妥·云丹贡布

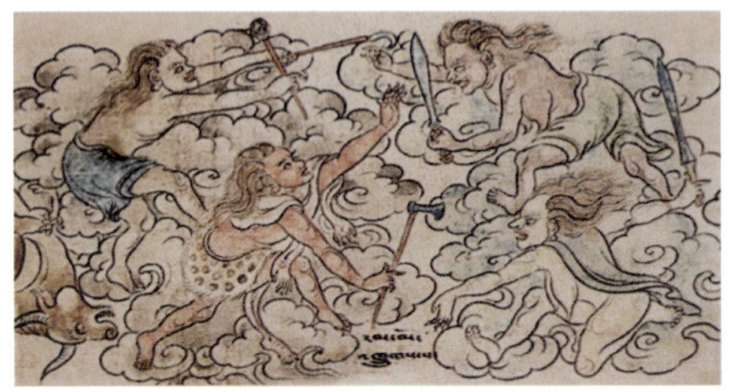

གྲུབ་ཆེན་ཐང་སྟོང་རྒྱལ་པོ་མཆོག་གིས།

ལས་དང་གློ་བུར་རྐྱེན་ལས་གྱུར་པ་ཡི། །གདོན་དང་ནད་དང་འབྱུང་པོའི་འཚེ་བ་སོགས། །སེམས་ཅན་ཡིད་མི་བདེ་བའི་ནད་རྣམས་ཀུན། །འཇིག་རྟེན་ཁམས་སུ་འབྱུང་བར་མ་གྱུར་ཅིག །

ཅེས་ཚོ་རབས་སྔ་མའམ་ད་ལྟའི་ཆར་རྒྱུ་འབྲས་ལས་བརྩམས་པའི་ལས་དང་། གློ་བུར་གྱི་རྐྱེན་དྲག་པོ་སྤྱོད་ལམ་ཉེས་པ་སོགས་ལས་འབྱུང་བར་འགྱུར་བའི་མི་མ་ཡིན་གཟའ་ཀླུ་སོགས་འབྱུང་པོ་རྣམས་ཀྱིས་འཚེ་བ་དང་། རིམས་ནད་སོགས་ཀྱིས་འགྲོ་བ་སེམས་ཅན་རྣམས་སེམས་རབ་ཏུ་མི་བདེ་བའི་ནད་ཀྱི་རིགས་སུ་གྱུར་པ་ཀུན་འཇིག་རྟེན་གྱི་ཁམས་འདིར་མིང་ཙམ་ཡང་མི་འབྱུང་བའི་སྨོན་ལམ་མཛད་ཅིང་ཤུགས་ལས་ལས་འབྲས་རྟོག་པ་སོགས་ཀྱི་རྐྱེན་རྣམས་ཀྱང་སྤང་དགོས་པར་གདམས།

聚合业力偶然因，引起疾病不明灾，危害健康扰生命，祈愿世间无病灾。

——唐东杰布

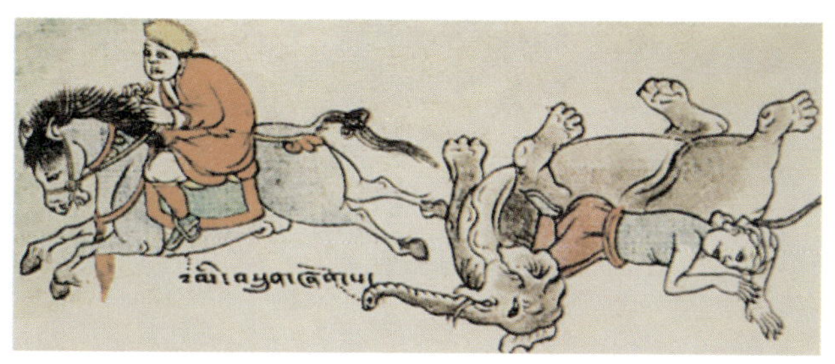

སློབ་དཔོན་པདྨ་འབྱུང་གནས་མཆོག་གིས།

བག་མེད་གླང་ཆེན་སྨྱོ་སྤྱོད་དར༔
སེམས་ཅན་ལོག་སྤྱོད་སྣ་ཚོགས་ཀྱིས༔

ཞེས་འགྲོ་བ་མི་རྣམས་ཕྱི་དངོས་པོའི་དཔལ་ཡོན་རྒྱས་པའི་སྐབས་འདོད་ཆུང་ཆོག་ཤེས་དང་ཡོངས་སུ་བྲལ་ཞིང་། ཁྲེལ་དང་ངོ་ཚ་རྒྱབ་ཏུ་བསྐྱུར་ནས་གླང་ཆེན་ལ་སྨྱོ་ཆུ་ཐྲུད་པ་བཞིན་མ་ཐུངས་སྤྱོད་ངན་སྣ་དགུ་རབ་ཏུ་བརྩམ་འགྱུར་ཏེ། དགེ་བ་བཅུ་ལས་ཕྱིན་ཅི་ལོག་པའི་མ་རབས་ཀྱི་སྤྱོད་པ་སྣ་ཚོགས་ཀྱིས་གཉན་རིམས་འབྱུང་བར་འགྱུར་ཞེས་གདམས།

物欲失态如疯象，起居不当生疫病。

——莲花生大师

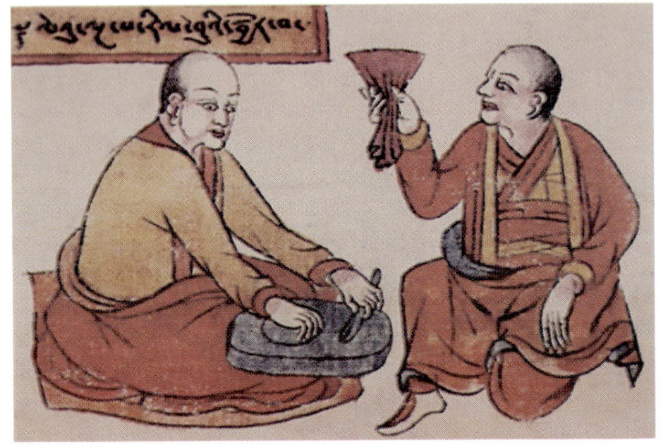

རྗེ་བཙུན་གཡུ་ཐོག་མཆོག་གིས།

གཉན་སྲིན་ནད་ལ་བྱ་ཁྱུང་ལྔ་པ་མཆོག །

ཅེས་གཉན་དང་སྲིན་གྱི་ནད་ལ་བྱ་ཁྱུང་རྣམ་པ་ལྔ་ཡི་རིལ་བུ་ཚད་ལྡན་བརྡུ་སྦྲུབ་བྱས་པ་ཉིད་མཆོག་གི་གཉེན་པོར་གདམས།

瘟疫疾病宜服“五味大鹏丸”。

——宇妥·云丹贡布

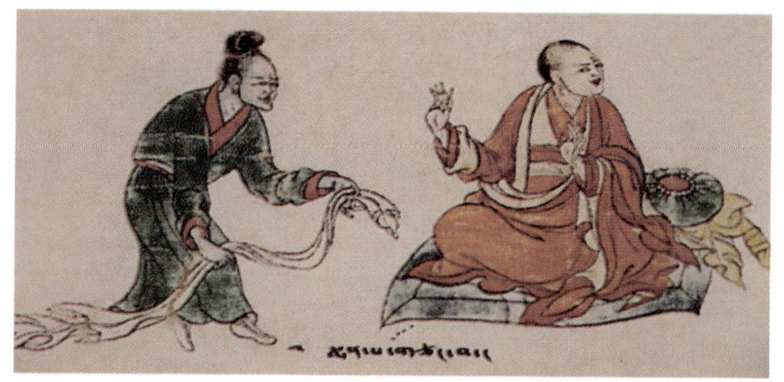

སུམ་པ་མཁན་ཆེན་མཆོག་གིས།

གཉན་སྐྱིར་སྐྱོད་ལམ་དབེན་སྡོད་འགྲུལ་འཛེམ་གཅེས།།

ཞེས་གཉན་ནད་ཀུན་ལ་སྐྱོད་ལམ་བསྲུང་བ་གལ་ཆེ་སྟེ། འདུ་འཛི་མེད་པའི་དབེན་གནས་སུ་སྡོད་ཅིང་། ཡུལ་ཕྱོགས་སམ་རང་གི་གནས་ཁང་དུ་ཕྱི་ནས་འོང་བའི་འགྲུལ་པ་བཀག་སྡོམ་མམ་ཐུག་འཕྲད་མི་བྱ་བ་ཞིབ་ཏུ་གཅེས་པར་གདམས།

发生瘟疫之时，宜处清静之地，且忌访客之举。

——松巴·益西班觉

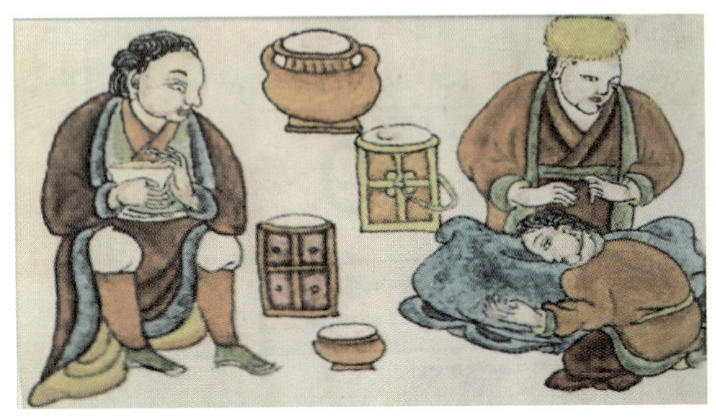

གོང་སྨན་དཀོན་མཆོག་བདེ་ལེགས་ཀྱིས།

རིམས་ཀུན་དང་པོ་དྲག་ཤུལ་མི་བྱ་ཞིང་།།
ཟན་དང་ཚོད་མ་གཙང་མ་མ་གཙོགས་པ།།
དྲོད་བཅུད་མི་བཏང་ཁྱད་པར་ཞོ་ཆང་གཞོད།།
ཉིན་གཉིད་མ་ཡོག་ཆུ་གྲང་བཏུང་བ་སྤྱངས།།

ཞེས་རིམས་ནད་ཀུན་ལ་དྲག་ཤུལ་གྱི་ལས་སྤྱང་ཞིང་ཁ་ཟས་ལ་གཙང་སྦྲ་ཆེ་བར་བྱ་དགོས་པ་ལས་ཟས་སྐྱོམ་དྲོད་བཅུད་དང་ཞོ་དང་ཆང་སོགས་བསྐལ་བའི་རིགས། ཉིན་མོའི་གཉིད། ཆུ་གྲང་འཐུང་བ་སོགས་སྤྱང་དགོས་པར་གདམས།

防疫首先忌剧烈活动，应注意饮食卫生，禁食高脂肪、高热量食物，酸奶和酒等发酵类食物，不宜昼眠、过量饮用凉水等。

——贡曼·贡秋德勒

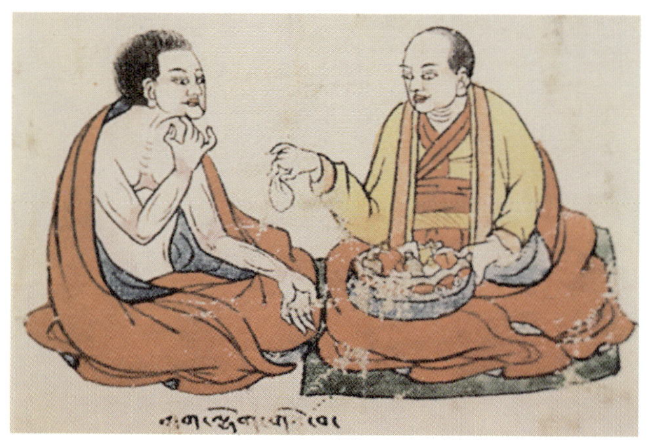

བོ་དོང་པཎ་ཆེན་ཕྱོགས་ལས་རྣམ་རྒྱལ་གྱིས།

སྲུང་བའི་རྫས་དང་སྨན་ལ་སོགས། །ཡིད་ཆེས་ཐམས་ཅད་བསྟེན་པར་བྱ།།

ཞེས་རང་ལུས་ནད་ངན་གྱིས་མི་ཚུགས་པར་བསྲུང་བར་བྱ་ཕྱིར་རང་ཉིད་ནས་ཐོག་མར་དད་མོས་ཡོད་ལ། བར་དུ་ཚད་ལྡན་བསྒྲུབས་པ། མཐའ་མ་གདེང་ལོན་བློ་གཏད་ཆོག་པའི་སྲུང་བའི་རིགས་སུ་གྱུར་པའི་སྨན་སོགས་བསྟེན་པར་བྱ་ཞེས་གདམས།

防疫药物与方法，信任虔诚须先行。

——普东·乔勒襄杰

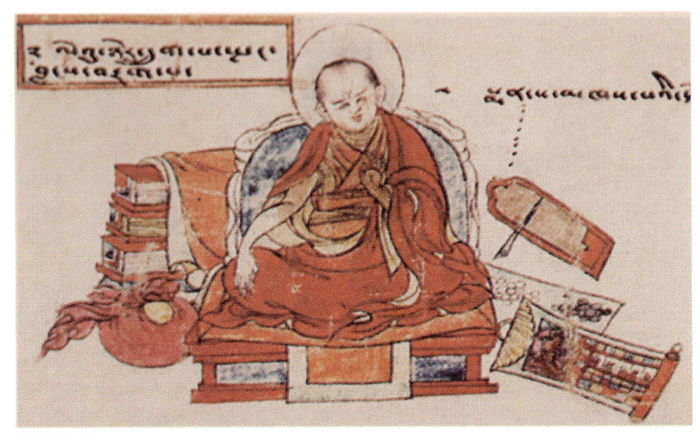

གཉེར་ཆེན་ཁམས་གཙང་འབྲུག་རྒྱལ་མཆོག་གིས།

རྫས་སྔགས་སྲུང་བ་ཅན་ལ་འདི་མི་ལྡང་།།

ཞེས་མཐོང་བརྒྱུད་ཕྲུག་ལེན་གྱིས་ཚད་ལྡན་བསྒྲུབས་པའི་སྨན་རྫས་དང་། དེ་ལ་སྒྲུབ་པའི་བསྙེན་ཚད་འཁྲོལ་བའི་ཟབ་མོའི་སྔགས་ཀྱིས་རྒྱས་བཏབ་པའམ་རིམས་སྲུང་སྔགས་ཀྱི་འཁོར་ལོ་སོགས་རྫས་སྔགས་གཉིས་ཀྱི་སྲུང་བ་དང་ལྡན་པ་རྣམས་ལ་རིམས་ནད་མི་འབྱུང་ཞེས་གདམས།

常备防疫药物者，不惧疾病也。

——康仓·珠嘉

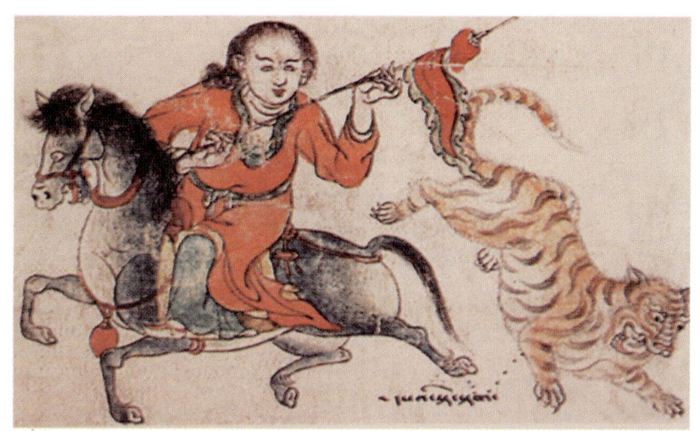

སློབ་དཔོན་པདྨ་འབྱུང་གནས་མཆོག་གིས།

གདེང་ཐོབ་དཔའ་བོ་གཡུལ་དུ་ཞུགས༔དེ་དུས་ལེ་ལོ་བྱར་མི་བཏུབ༔སྟག་ལྟར་མཆོང་བའི་དུས་ལ་བབ༔

ཞེས་གསུང་མན་ངག་ལ་མཁས་ཤིང་། རྫས་སྟགས་ཏིང་འཛིན་གྱི་སྲུང་བ་ལྡན་པ་སྐྱེ་གཉན་རིམས་གསོ་བཅོས་ལ་གདེང་ཐོབ་པའི་སྨན་པ་རྣམས་འཁོར་གསུམ་དང་བཅས་པའི་དཔའ་བོ་དམག་སར་བསྐྱོད་པ་ལྟར་བྱ་དགོས་པ་ལས་སྐབས་དེ་དུས་ཕྱིར་བཤོལ་ལེ་ལོའི་དབང་དུ་སོང་མི་རུང་། ངེས་པར་སྟག་ངར་མ་བཞིན་མཆོང་བའི་དུས་ལ་བབ་བོ་ཞེས་གདམས།

医者胸有成竹如英雄，如虎下山无畏赴前线。

——莲花生大师

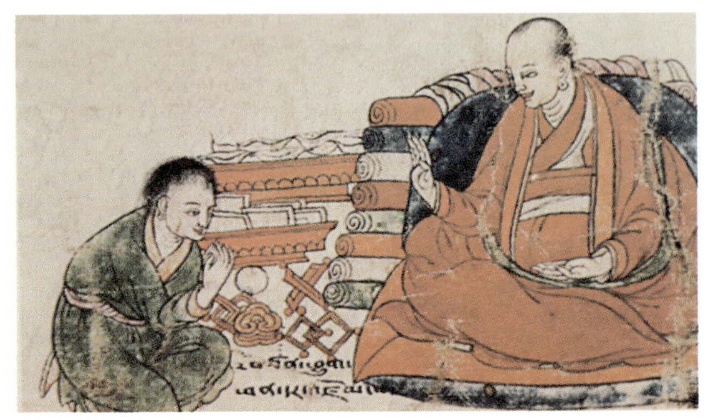

རྗེ་བཙུན་གཡུ་ཐོག་མཆོག་གིས།

ཉེ་འཁོར་ཤ་ཚས་བསྐྱང་ཞིང་སྔར་དྲིན་མིག་རིང་བལྟ།།

ཞེས་རང་གི་ཉེ་བའི་འཁོར་རམ་མིག་མདུན་དུ་ལྷགས་པའི་ལུས་སེམས་ཟུག་རྔུས་མནར་བའི་ཉམས་ཐག་ནད་པ་རྣམས་ཤ་ཚས་རབ་ཏུ་བསྐྱང་བར་བྱ་ཞིང་། དེ་བས་སྔར་རང་ཉིད་དྲིན་གྱིས་བསྐྱངས་པའི་སློབ་དཔོན་ལ་སོགས་ལ་དྲིན་དྲན་ཞིང་། དྲིན་གཟོ་བའི་འདུ་ཤེས་ཀྱི་མིག་དཀྱུས་རིང་བའམ་ཕྱི་ཐག་རིང་བར་བལྟ་དགོས་ཞེས་གདམས།

用悲悯之心照顾病人，他人恩情要铭记心中。

——宇妥・云丹贡布

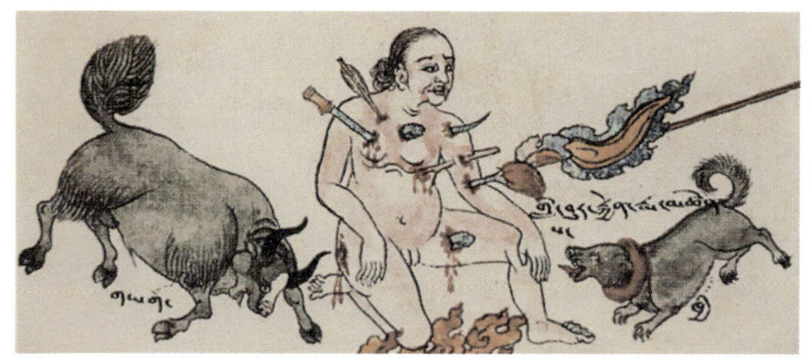

སྡེ་སྲིད་སངས་རྒྱ་མཚོ་མཆོག་གིས།

དྲག་པོའི་ཟུག་རྔུས་ལུས་ཟུངས་གློ་བུར་འཁྲུག །ཚ་ཡང་གྲང་ཚུལ་གྲང་ཡང་ཚ་ཚུལ་སྟོན། །ངེས་མེད་སྣ་ཚོགས་རྩ་ཆུ་འཚོལ་བར་འབྱུང་། །དེ་ཕྱིར་བལྟ་རེག་དྲི་བས་ངོས་བཟུང་དཀའ། །

གཞན་རིམས་ཞེས་པ་ལུས་ལ་མི་བཟོད་པའི་ནད་ཀྱིས་བཏབ་ཅིང་། གློ་བུར་དུ་ལུས་ཟུངས་སོགས་རབ་ཏུ་འཁྲུག་སྟེ། ནད་ཀྱི་ངོ་བོ་ཚ་ཡང་གྲང་བའི་རྟགས་ཀྱི་ཚུལ་སྟོན་ལ་དེ་བཞིན་ངོ་བོ་གྲང་ཡང་ཚ་བའི་རྟགས་ཀྱི་ཚུལ་སྟོན་པ་ལྟ་བུ་སྣང་གནས་མ་ངེས་པའི་འགྱུར་བ་སྣ་ཚོགས་དང་བཅས་རྩ་དང་ཆུ་ལ་ཡང་འཁྲུལ་སོ་འབྱུང་བས་ནད་ཀྱི་རྟགས་འཛོལ་བར་འགྱུར་བའི་ཕྱིར་ན་བལྟ་རེག་དྲི་གསུམ་སྟེ་བརྟག་ཐབས་རྣམ་གསུམ་གྱི་སྒོ་ནས་ནད་ངོས་ཚུལ་བཞིན་འཛིན་པ་དཀའ་ཞེས་ཐུགས་བརྩེ་བ་ཆེན་པོས་གདམས།

疼痛过甚因机体紊乱故，产生内热表寒或表热内寒，病症紊乱或尿诊脉象混乱等症状，望切问诊有时难辨之。

——第司・桑杰嘉措

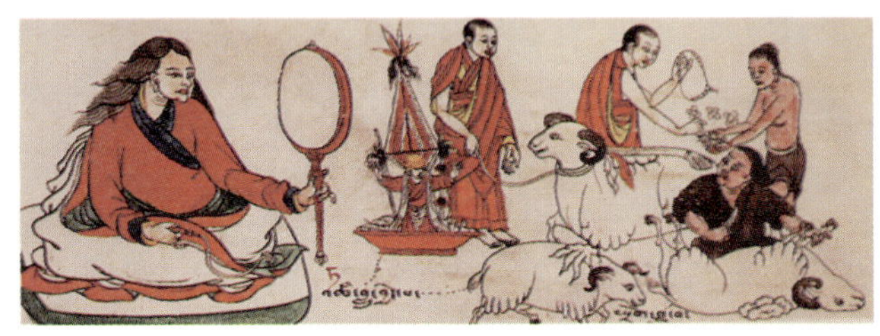

རྗེ་བཙུན་གཡུ་ཐོག་མཆོག་གིས།

སྡིག་པའི་ལས་བཅུ་ལུས་ངག་ཡིད་ཀྱིས་སྤང་།།

ཞེས་སྲོག་གཅོད་པ་སོགས་ལུས་ཀྱི་སྒོ་ནས་གསུམ་དང་། དབྱེན་སྦྱོར་སོགས་ངག་གི་སྒོ་ནས་བཞི། གནོད་སེམས་སོགས་ཡིད་ཀྱི་སྒོ་ནས་གསུམ་བཅས་མི་དགེ་བ་སྡིག་པའི་ལས་སམ་རང་གཞན་སྤྱི་སྐྱེར་ཐམས་ཅད་ཕུང་བྱེད་ཀྱི་ལས་བཅུ་པོ་འདི་རྣམས་དུས་རྣམས་ཀུན་ཏུ་སྤང་བར་བྱ་ཞེས་གདམས་ཏེ། དེ་དག་འཕྲལ་ཕུགས་ཀྱི་བདེ་བ་ཐམས་ཅད་འཇོམས་པར་བྱེད་པའི་རྒྱུ་ཡིན་པ་ཤུགས་ལས་གསལ།

医者正气存内，邪不可干。

——宇妥·云丹贡布

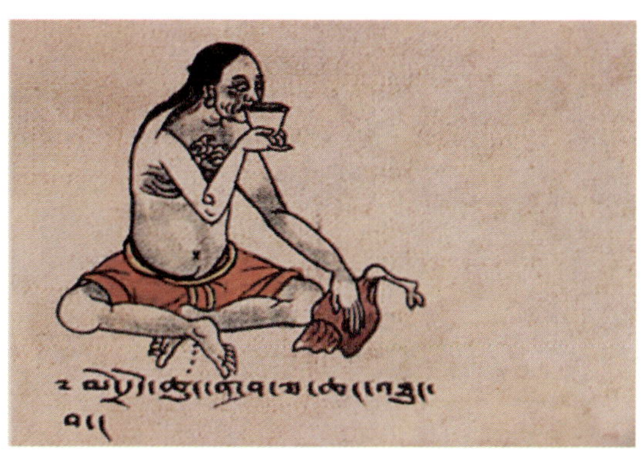

གཙང་སྨན་ཡེ་ཤེས་བཟང་པོ་མཆོག་གིས།

ཡར་ནི་ནད་མེད་ནད་ཅན་ལ། །ཟས་དང་སྤྱོད་ལམ་ཤིན་ཏུ་གཅེས། །དེང་སང་ཟས་དང་སྤྱོད་ལམ་གཉིས། །དམན་ལྷག་ལོག་གསུམ་ཉེས་སྐྱོན་གྱིས། །ནད་མེད་རྣམས་ནི་ནད་དང་ལྡན། །ནད་ཅན་སྲོག་ལ་མྱུར་རྐོལ་བྱེད། །དེ་བས་འདི་ལ་གཅེས་པར་འཛིན། །

ཞེས་ནད་མེད་ནད་ཅན་ཀུན་གྱིས་ཟས་སྤྱོད་ཀྱི་སྤང་བླང་མི་འཛོལ་བ་གལ་ཆེ་སྟེ། དེང་སྐབས་ཟས་སྤྱོད་མཐའ་གཉིས་སུ་ལྷུང་བའམ་ལོག་པའི་སྐྱོན་ལས་ནད་མེད་རྣམས་ནད་ཀྱིས་མནར་ཞིང་། སྔར་ནད་དང་ལྡན་པ་རྣམས་ཀྱང་རྐྱེན་དྲག་པོས་མྱུར་དུ་འཆི་བར་འགྱུར་བས་ན་ཟས་སྤྱོད་ཀྱི་གནད་མ་འཆུག་པ་བྱ་རྒྱུར་ཐུགས་སྣང་ཆེར་དགོས་པ་གདམས།

有病无病皆要注意饮食起居，如今饮食不当（过量、不足、错误），致使无病者患病，有病之人性命垂危，故应注重饮食起居也。

——藏曼·益西桑布

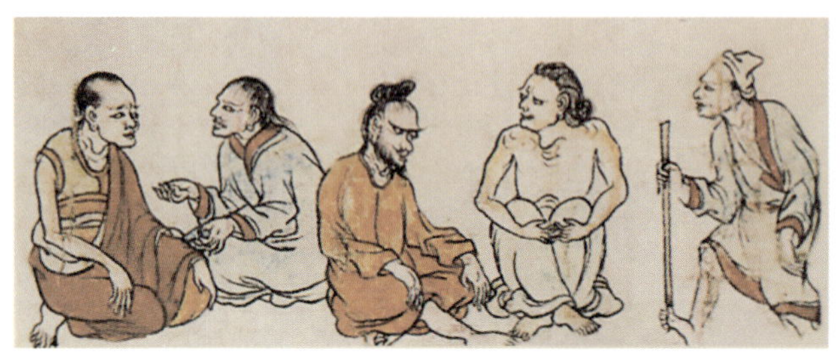

གཉེར་སྟོན་འཇིགས་མེད་ཐུ་ཆེན་མཆོག་གིས།

དེ་ཡང་དུས་ཀྱི་ནད་གྱུར་པ༔གློ་བུར་སྲོག་ལ་རྐོལ་བ་ཡི༔གཉན་རིམས་མི་འདྲ་བརྒྱད་བཅུ་ནི༔ ཞེས་དང་། འདུ་ཤུང་ཆ་མ་སྙོམས་པ་དང༔རྐྱེན་གྱིས་བསྐྱུར་བས་སྲིན་ཁྲིས་ནས༔རྣམ་པ་སྣ་ཚོགས་ནད་དུ་གྱུར༔གཉན་གྱི་རིགས་གྱུར་གྲངས་ཀྱང་མང༔

ཞེས་དུས་ནད་གློ་བུར་སྲོག་ལ་རྐོལ་བའི་གཉན་རིམས་ལ་གྲངས་དང་མིང་གི་མཐའ་ལས་འདས་ཀྱང་བབས་ས་གནས་སོགས་ལ་ལྟོས་ཏེ་བརྒྱད་ཅུར་དབྱེ་ཞིང་། དེ་དག་ཀྱང་ལུས་ཤུང་གི་འདུ་བ་རླུང་མཁྲིས་བད་ཀན་རྣམས་རང་རང་གི་ལྷང་ཚད་ལྟར་ཆ་མི་མཉམ་པ་དང་། གློ་བུར་སྤྱོད་ལམ་ཉེས་པ་སོགས་ཀྱི་རྐྱེན་དྲག་པོས་ལུས་ལ་ལྷན་སྐྱེས་སུ་གནས་པའི་སྲིན་རྣམས་རྣམ་པར་གྱུར་པའམ་རབ་ཏུ་ཁྲིས་ཏེ་ནད་སྣ་ཚོགས་དང་ཁྱད་པར་གཉན་རིགས་རྣམས་སྐྱེད་ཅིང་དེ་ལ་གྲངས་ཀྱང་ཤིན་ཏུ་མང་ཞེས་གདམས།

时势恶病霎时夺人命，瘟疫疾病类有八十之多。行为不当气脉乱，诸因诱发机体功能紊乱，瘟疫等众病丛生。

——晋美宏钦

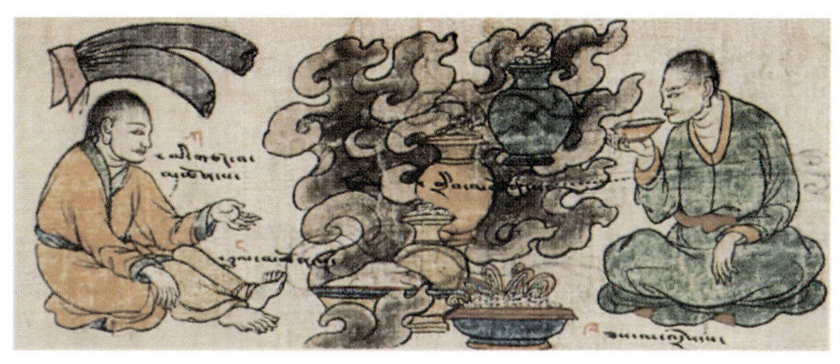

རྗེ་བཙུན་གཡུ་ཐོག་མཆོག་གིས།

ཁྱད་པར་མི་གཙང་ཁ་འདྲེས་དང་། །རྡུལ་འཚུབ་དྲིས་ཕོག་རྐྱེན་ལས་བྱུང་། །

ཞེས་ཆམ་རིམས་སོགས་ཀྱི་རྒྱུ་ནི་རིམས་སྲི་དང་གྲོགས་འདྲ་བ་ཡིན་ལ་ཁྱད་པར་དུ་བྱེད་པའི་རྐྱེན་ནི་མི་གཙང་བའི་ཟས་སྤྱོད་དང་། ཕན་ཚུན་ཟས་དང་གཏམ་སོགས་ཀྱི་སྣོ་ནས་ཁ་འདྲེས་སོང་བ། ནད་ཀྱི་རྡུལ་ལམ་ནད་དུག་མཁའ་རླུང་དུ་རྒྱུ་བའམ་འཕྱུར་བ། ནད་ཀྱི་དྲི་ཁ་སྣར་ཕོག་པའམ་བ་སྤུའི་བུ་གར་སོང་བ་ལས་ལྷང་བར་བྱེད་ཅེས་གདམས།

食用受污染的饮食、口水相混（共用碗筷等）以及接触汗液、晦邪气等会传染疾病。

——宇妥·云丹贡布

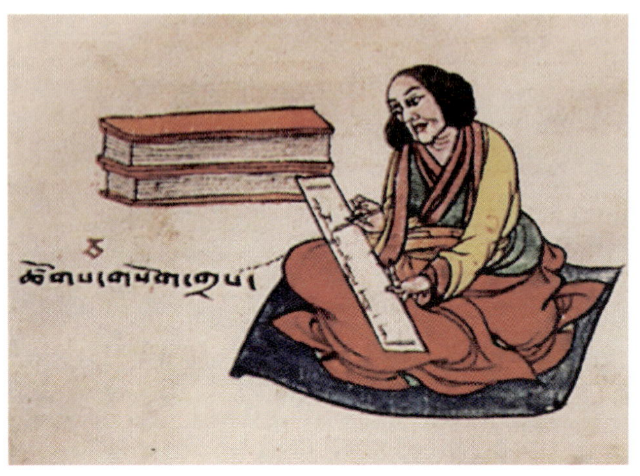

ཀོང་རོང་སྨན་བླ་དོན་གྲུབ་མཆོག་གིས།

དགེ་བ་ཆོས་སྤྱོད་བཅུ་པོར་ཉིན་མཚན་རྟག་ཏུ་ཉམས་སུ་ལེན་ཅིང་། མི་དགེ་བའི་ལས་བཅུ་པོ་སྲོག་ལ་བབས་ཀྱང་དུས་རྣམས་ཀུན་ཏུ་སྤོང་དགོས་པའོ།།

ཞེས་དགེ་བཅུར་སྤྱོད་ཚེ་ནད་མེད་སོགས་བདེ་བ་དང་། མི་དགེ་བཅུར་སྤྱོད་ཚེ་མི་བཟོད་པའི་ཟུག་རྔུ་སོགས་འབྱུང་བས་སྔ་མ་བླང་ཞིང་ཕྱི་མ་སྲོག་ལ་ཐུག་ཀྱང་སྤང་དགོས་པར་གདམས།

医者外无贪而内清静，心平和而不失中正。

——贡荣・曼拉顿珠

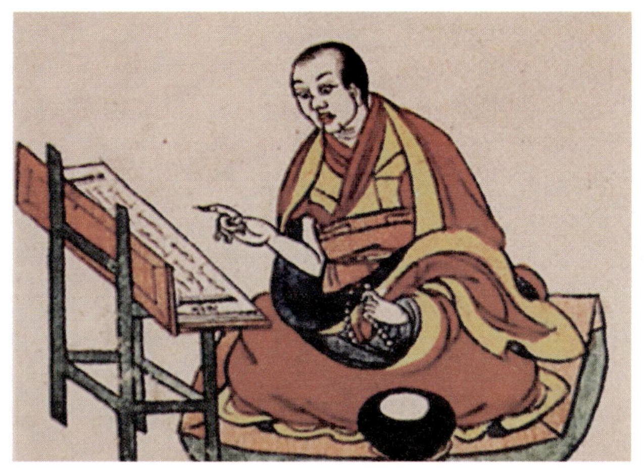

རྗེ་ལྷ་ཚོགས་རང་གྲོལ་མཆོག་གིས།

མདོ་རྒྱུད་ཀུན་ནས་གཞན་ཕན་སྨོན་ལམ་ལ། །འབད་པར་གསུངས་ཀྱང་མངོན་སུམ་ཕན་པ་ནི། །གསོ་བྱེད་ལས་ལྷག་གང་ཡང་མ་མཆིས་པས། །རང་དོན་སྤང་ནས་གཞན་དོན་བསྒྲུབ་པར་འཚལ། །

ཞེས་རྒྱལ་བའི་བཀའ་མདོ་དང་རྒྱུད་སྡེ་ཐམས་ཅད་ནས་གཞན་ཕན་གྱི་སྨོན་ལམ་ལ་འབད་པར་གསུངས་ཀྱང་། མངོན་སུམ་འཇུག་པའི་ཕན་པ་ནི་ལུས་ཅན་རྣམས་ཀྱི་ཟུག་ཏུ་འཛོམས་ཏེ་ལུས་གསོ་བར་བྱེད་པའི་རྗེས་འཛིན་གྱི་བྱ་བ་འདི་ལས་ལྷག་པ་ཅི་ཡང་ཡོད་མིན་པས་འཚོ་བྱེད་རྣམས་ཀྱིས་རང་དོན་ཁེ་གྲགས་སོགས་འདོར་ཏེ། གཞན་ལུས་ཅན་རྣམས་རྗེས་སུ་འཛིན་པའི་དོན་ལེགས་པར་བསྒྲུབ་དགོས་པར་གདམས།

古籍经典云，多修利他愿。实则行医利他最可贵，不论私利，多行利他事。

——纳措囊卓

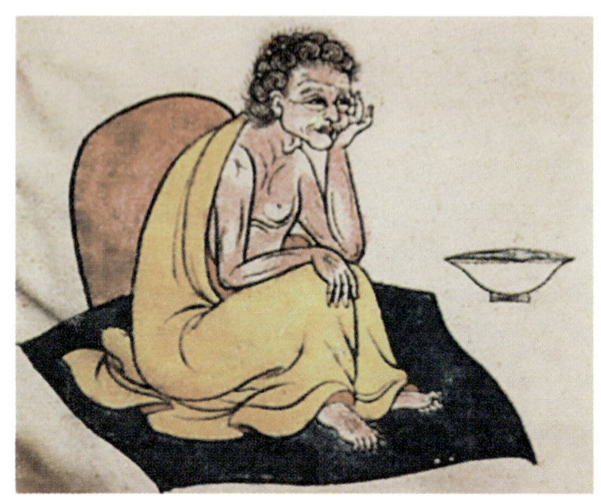

རྗེ་བཙུན་གཡུ་ཐོག་མཆོག་གིས།

གཉན་ཚད་རིམས་ནི་གཟེར་ཐུང་ཞེས་བྱ་སྟེ། །གཟེར་འཕོ་ལུད་པ་འགྱུར་ལྡོག་མང་བ་ལ། །ལྕེ་མཆུ་སྐྱ་སེར་ལུས་དང་ཤེས་པ་ཡང་། །གཉིད་ཆུང་བ་སྤུ་ལྡོག་ཅིང་ཡམས་ཐབས་འབྱུང་། །

ཞེས་གཉན་ནི་ལུས་ལ་ཁྱབ་པར་གནས་པའི་ལྷན་སྐྱེས་སྲིན་བུ་བདུན་པོ་རྐྱེན་ཟས་སྤྱོད་སོགས་ཀྱིས་དཀྲུགས་ཤིང་། ཚད་པ་རྒྱས་པ་ལ་སོགས་པའི་སྟོབས་རྒྱས་པ་རིམས་སོགས་དང་བསྡོངས་ནས་རྣམ་པར་འགྱུར་བ་ལ་གཟེར་ཐུང་ཞེས་མིང་དུ་བྱ་ཞིང་། དེའི་རྟགས་སུ་གཟེར་འཕོ་བ་དང་། ལུད་པའི་མདོག་སོགས་འགྱུར་ལྡོག་མང་བ། ལྕེ་དང་མཆུ་སྐྱ་ལ་སེར་ཞིང་ལུས་སེམས་ཡང་བ། གཉིད་ཆུང་ཞིང་ཉ་གཞིའི་བ་སྤུ་གྱེན་དུ་ལྡོག་ཅིང་། གཞན་ལ་འགོས་པའང་འབྱུང་ཞེས་གདམས།

炎症瘟疫也称“大叶性肺炎”，症状有：身痛痰多、痰色多变、舌唇淡黄、精神恍惚、睡眠少短、汗毛竖立。

——宇妥·云丹贡布

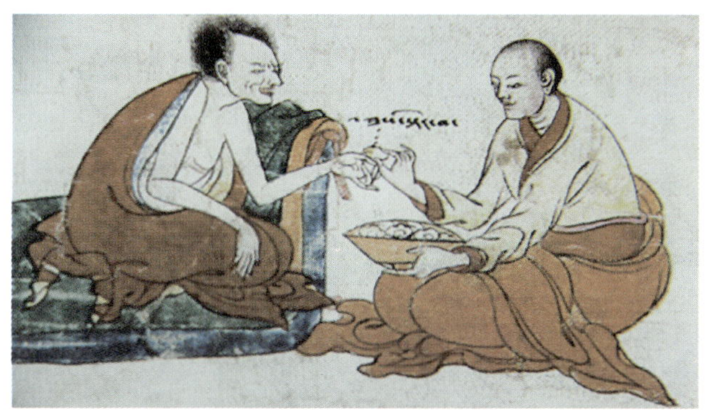

སྨན་རྗེས་མཁས་དབང་སྟག་ལྷ་རྗོར་བྲུ་མཆོག་གིས།

ད་ལྟ་དལ་འབྱོར་གྱི་མི་ལུས་ཐོབ་པ་འདི་ལ་སྙིང་པོ་ཅི་ཡོད་ཞིག་བྱེད་དགོས་པས། ཟག་བཅས་ཀྱི་དགེ་བ་ཐམས་ཅད་ལས་ནད་པ་ལ་ཕན་བཏགས་པ་འདི་བསོད་ནམས་ཆེ།

ཞེས་ནད་པ་ལ་བྱམས་པའི་སེམས་ཀྱིས་ཕན་བཏགས་པ་ནི་དལ་འབྱོར་དོན་ལྡན་ཡིན་པར་གདམས།

医者应当以救死扶伤为己任，造福病人，从而体现人生价值。

——达拉诺布

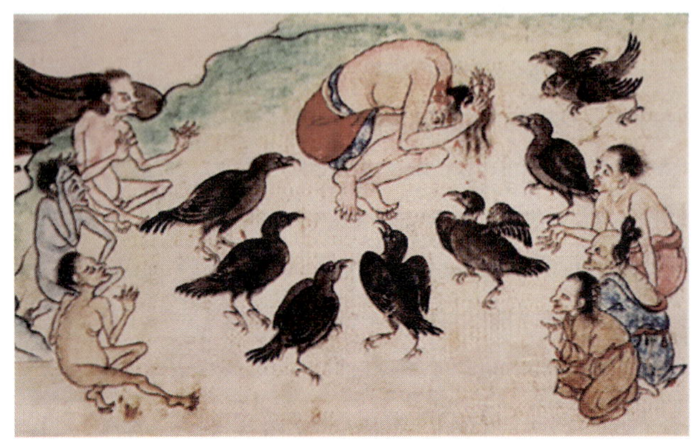

ཟུར་མཁར་མཉམ་ཉིད་རྡོ་རྗེ་མཚོག་གིས།

བསོད་ནམས་མཐུ་ཞན་སྙིགས་དུས་སེམས་ཅན་ལ། །བཀའ་བསྟན་གཞུང་ལས་མ་གྲགས་ནད་རྣམས་འབྱུང་། །བཅོས་པའི་ཡོང་མེད་འཕྲལ་དུ་ཐོག་བབ་གསོད།།

ཅེས་བསོད་ནམས་ཀྱི་སྟོབས་བྲི་བའི་དུས་སྐབས་སུ་འགྲོ་བ་སེམས་ཅན་རྣམས་ཀྱིས་ལས་འབྲས་ཁྲུད་གསོད་བྱས་པ་ལ་བརྟེན་ནས་བཀའ་དང་བསྟན་བཅོས་སོགས་ལ་ཡོངས་སུ་མ་གྲགས་པའི་གདུག་ཅན་གྱི་ནད་སྣ་ཚོགས་འབྱུང་ཞིང་། སྨན་དཔྱད་ཀྱིས་བཅོས་པའི་དུས་ཁོམ་མེད་པར་དེས་མྱུར་དུ་སྲོག་ལ་རྐོལ་བར་བྱེད་ཅེས་གདམས།

瘟疫疾病盛行时，难于诊治瞬丧命。

——苏喀·娘尼多吉

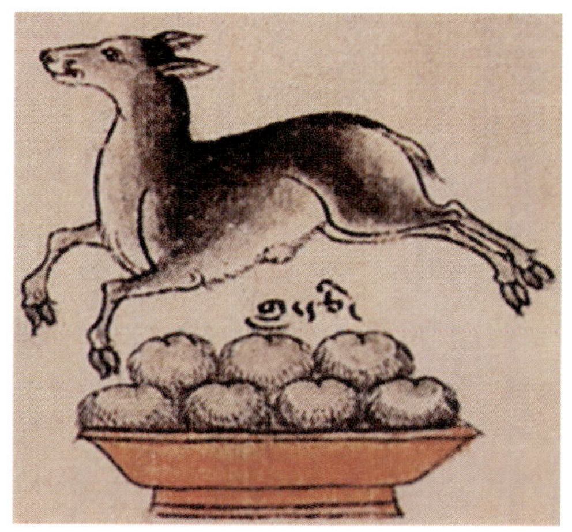

རྗེ་བཙུན་གཡུ་ཐོག་མཆོག་གིས།

གཉན་ནད་ཀུན་ལ་གུ་གུལ་གླ་རྩི་མཆོག །
ཅེས་དང་། གཉན་ནད་ཅམ་ལ་གླ་རྩི་གུ་གུལ་བསྡགས། །

ཞེས་གཉན་གྱི་ནད་ལ་གུ་གུལ་དང་གླ་རྩི་གཉིས་མཆོག་གི་གཉེན་པོ་ཡིན་ཞེས་རིམས་སྲུང་དང་རིམས་བཅོས་ཀྱི་གཉེན་པོ་ལ་མེད་དུ་མི་རུང་བར་བསྟན། དེ་བས་གླ་རྩི་ནི་དེང་སྐབས་གླ་བའི་སྲོག་གཅོད་མི་དགོས་པར་བླངས་ཤིང་སྨན་ལ་སྦྱོད་པ་ནི་རྗེ་བཙུན་གཡུ་ཐོག་པའི་དགོངས་པ་སྟེ། འབྱུ་སྲིན་སོགས་ཀུན་རྟག་ཏུ་རང་འདྲར་བསྲུ། །ཞེས་པ་དང་ཡོངས་སུ་མཐུན་པས་དེ་ལུགས་ཕྱག་བཞེས་མཛད་པ་ནི་རྒྱུད་བྱུང་གི་ཐབས་སོ། །

治疗疫病选用麝香及黑香为最佳。

——宇妥·云丹贡布

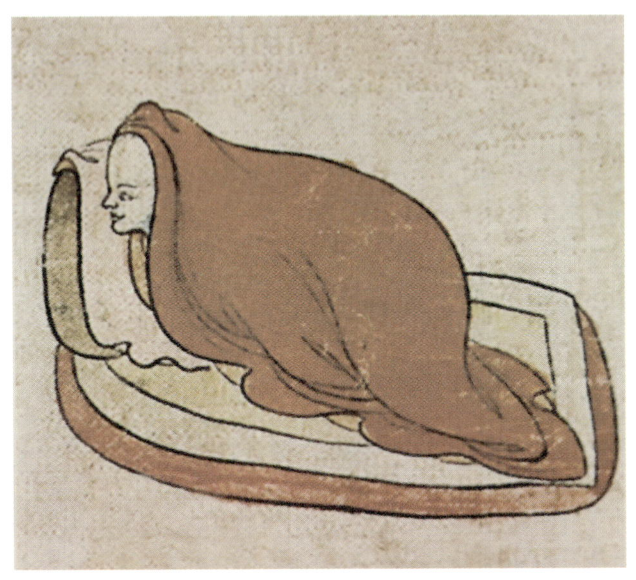

སྡེ་སྲིད་སངས་རྒྱས་རྒྱ་མཚོ་མཆོག་གིས།

རིམས་ཀྱི་དྲི་མ་སྣ་ནས་འཇུག་པར་འགྱུར་བ་དེའི་ཕྱིར་ན་ཀུན་ལས་རྒྱལ་བའི་རྩ་སྒོ་རྣམས་བསྲུང་བ་གཅེས།

ཞེས་རིམས་ནད་ཀྱི་འཇུག་སྒོ་གཙོ་བོ་ནི་ནད་དུག་གི་དྲི་འམ་རླངས་སོགས་སྣ་ནས་འཇུག་པའི་ཕྱིར་ན་དེ་ཀུན་ལས་རྣམ་པར་རྒྱལ་ཏེ་མི་ན་བར་གནས་པར་འདོད་པ་རྣམས་ཀྱིས་སྣ་སོགས་དབུ་གའི་རྩ་སྒོ་རྣམས་སྨན་དང་རྫས་གཞན་བྱུག་གམ་བསྡམ་པ། གདགས་པ་སོགས་ཀྱི་སྒོ་ནས་བསྲུང་བ་ནི་ཤིན་ཏུ་གཅེས་པ་ཡིན་ཞེས་གདམས།

疫病之“气”通过口鼻等器官侵入体内，故应采取口鼻等器官防护的措施，以进行有效预防。

——第司·桑杰嘉措

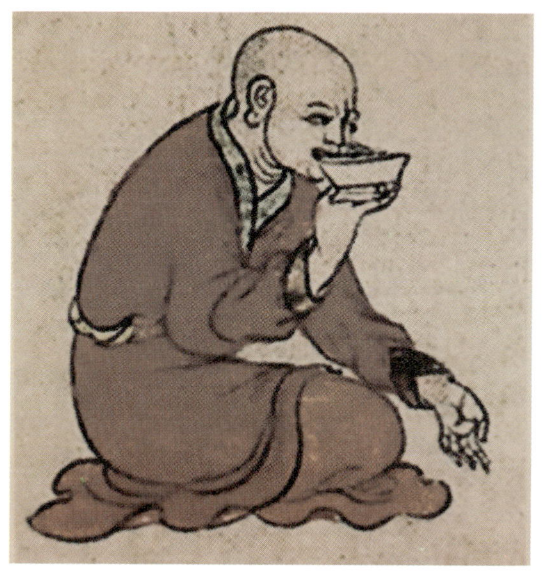

འཚོ་བྱེད་བཛྲ་ཤྲཱ་རེ་མཚོག་གིས།

སྣ་སྒོར་ཞུགས་ནས་དོན་སྣོད་གཉན་པའི་ཡུལ།

ཞེས་གཉན་རིམས་རྣམས་སྣ་སྒོ་ནས་ཞུགས་ཏེ་རིམ་བཞིན་གློ་བ་སོགས་དོན་སྣོད་བཀའ་གཉན་པའམ་ཉེན་ཆེ་བ་རྣམས་ལ་བབ་ཅིང་མཐར་མི་བཟོད་པའི་ཟུག་རྔུས་མནར་ཞིང་སྲོག་ལའང་ཆོལ་བར་བྱེད་ཅེས་གདམས།

疫病通过口鼻侵入脏腑要害。

——班杂秀热

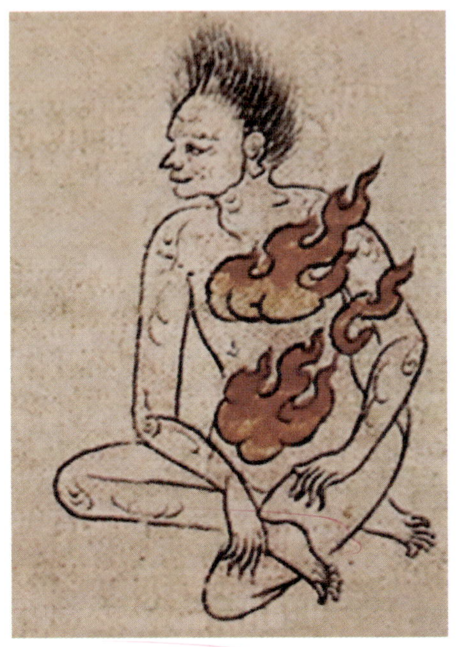

རྗེ་བཙུན་གཡུ་ཐོག་མཆོག་གིས།

དེ་ལྟར་མ་སྨིན་པ་ཡི་ཚ་བ་དེ། །ཚ་བ་ཀུན་གྱི་སྔོན་དུ་འབྱུང་བ་སྟེ། །ཁྱད་པར་རིམས་ལ་མ་སྨིན་ཤས་ཆེར་འབྱུང་།།

ཞེས་མ་སྨིན་ཚ་བ་ནི་ཚ་བའི་ནད་ཀུན་གྱི་ཐོག་མར་བྱུང་ཞིང་།

ཁྱད་པར་རིམས་ནད་ལ་མ་སྨིན་ཚ་བ་ཤས་ཆེ་བར་འབྱུང་ཞེས་གདམས།

未熟之热常见于所有热病之初，尤其会在疫病中频发。

——宇妥·云丹贡布

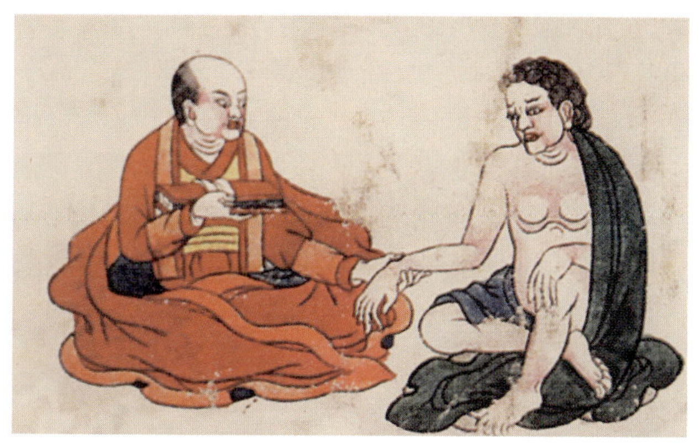

སློབ་དཔོན་པདྨ་འབྱུང་གནས་མཆོག་གིས།

སྨན་སྲུང་འགོག་ཉིད་བཏགས་ཏེ་མཆོངས༔

ཞེས་སྨན་དང་སྲུང་བའི་རྫས་རྟགས་ནད་འགོག་ཐུབ་ངེས་པ། ཚད་ལྡན་ཅན་ལུས་ལ་བཏགས་ཏེ་འཚོ་བྱེད་སྨན་པ་རྣམས་རིམས་འགོག་གི་འཐབ་ས་དང་ཕོར་གདེང་དང་ལྡན་པའི་སྒོ་ནས་མཆོངས་ཞེས་བསྐྱོད་དགོས་པར་གདམས།

做好自我防护措施，方可投身疫病治疗工作。

——莲花生大师

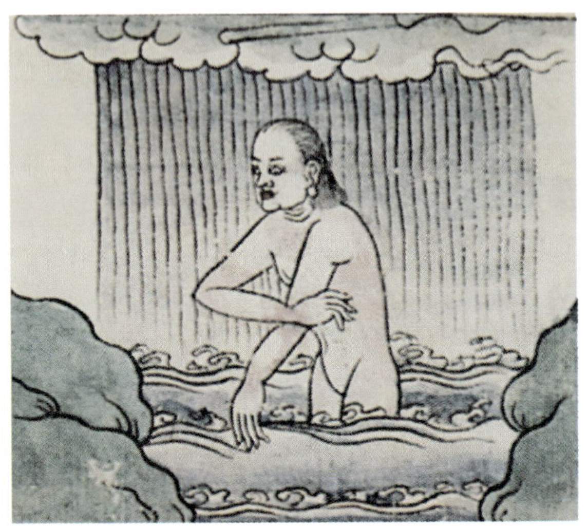

གཙང་སྨན་ཡེ་ཤེས་བཟང་པོ་མཆོག་གིས།

ཞོགས་པ་ལངས་ཐོག་ཁྲུས་མ་བྱས། །ཟས་སྐོམ་བསྟེན་པར་མི་བྱའོ། །

དེ་ཡང་ཆུ་གྲང་གིས་བཀྲུས་ན། །དབང་པོ་གསལ་ཞིང་ཚོ་སྟོབས་འཕེལ། །

མེ་དྲོད་འབར་ཞིང་སྟོབས་ཀྱང་ཆེ། །བཀྲག་དང་མདངས་ནི་ཤིན་ཏུ་གསལ། །

ཞེས་ཟས་སྐོམ་བསྟེན་པའི་སྔ་རོལ་དུ་ངེས་པར་ཁྲུས་བྱ་དགོས་པ་སོགས་ཁྲུས་ཀྱི་གལ་ཆེའི་རང་བཞིན་དང་ཕན་ཡོན་གདམས།

早晨餐前必洗漱，宜用凉水冲洗，可使神清气爽、肤色光泽，同时延寿健体、益气养胃。

——藏曼·益西桑布

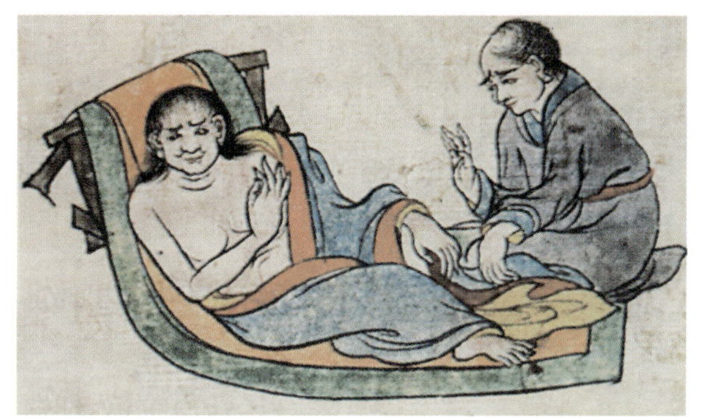

རྗེ་བཙུན་གཡུ་ཐོག་མཆོག་གིས།

གཉན་རིམས་བཅོས་ཐབས་སྤྱི་དང་བྱེ་བྲག་གཉིས། །སྤྱི་བཅོས་དང་པོ་རྩ་ཡི་འགྲོས་འཕྲང་བསྡམ། །གཉིས་པ་གཉེན་པོ་སྦྱར་བས་བསད་པ་དང་། །གསུམ་པས་རོ་དབྱུང་བཞི་པས་ནད་ལྷག་བསལ། །

ཞེས་གཉན་རིམས་སྤྱི་བཅོས་ལ་གཉན་ཞུགས་མ་ཐག་ཐོག་མར་གནས་གཞན་ལ་རྒྱ་ཆེར་མི་བྱེར་བའི་ཕྱིར་ཐོག་མར་སྔོན་སྲུང་དང་དེ་རྗེས་སྲུང་སྐྲ་སོགས་ལ་མེ་བཙའ་གདབ་སྐྱེ་རྩ་ལམ་བསྡམ་དགོས་པ་དང་། བར་དུ་ཞི་བྱེད་ཀྱི་གཉེན་པོས་གཉན་གསོད་ཅིང་། མཐའ་མ་བཤལ་གྱི་སྐྲ་ནས་གཉན་རོ་ཕྱིར་དབྱུང་ལ། དེ་དག་ཀུན་གྱི་མཇུག་ཏུ་གི་ཝམ་༡༡སོགས་ཀྱིས་ཚད་ལྷག་གཏིང་ནས་འདོན་དགོས་པར་གདམས། མདོར་ན་ནད་རྩེ་བཅིལ་བ་ཙམ་མ་ཡིན་པ་འདི་ལྟ་བུའི་བཅོས་ཐབས་ཀྱི་རྩ་དོན་ཁོ་ནའང་རྩེར་སོན་གྱི་ཚན་རིག་ཐབས་རྩལ་ཞིག་ཡིན་ཞེས་སྨྲས་ཆོག

瘟疫治疗分日常治疗和分症治疗两种。日常治疗时，第一要堵截脉之逃窜关，第二对症下药除病源，第三清除病灶，第四清除余邪。 ——宇妥·云丹贡布

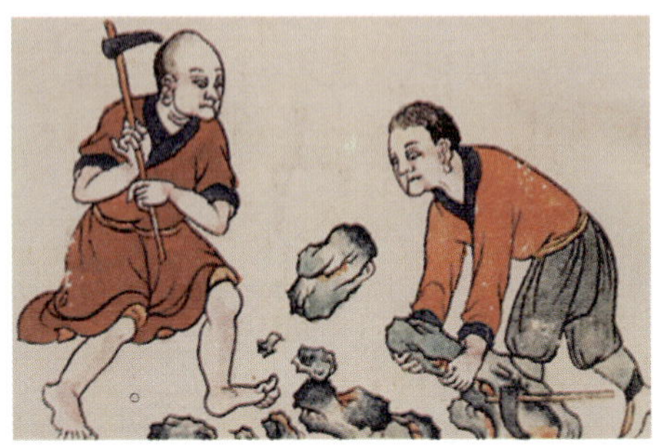

གོང་སྨན་དཀོན་མཆོག་བདེ་ལེགས་མཆོག་གིས།

སྤྱོད་ལམ་ཉིན་གཉིད་དྲག་ཤུལ་སྤྱངས། །ཉལ་པོ་མེ་དང་ཉི་མ་སྤྱངས། །བློ་སེམས་མི་འཁྲུགས་བསིལ་བར་བསྡད། །བློ་མཐུན་གྲོགས་ཀྱིས་གཏམ་སྙན་བརྗོད། །རིམ་གྲོ་ཚེ་དབང་སྲོག་བླུ་དང་། །ཚ་ཚ་ཉེ་འདོན་ལམ་འཕྲང་བཅོས། །

ཞེས་གསུངས་རིམས་ཀྱི་རིགས་ལ་ཉིན་མོའི་གཉིད་དང་། དྲག་ཤུལ་གྱི་ལས། འཁྲིག་སྤྱོད། མེ་དང་ཉི་མ་བསྙེན་ཆེས་པ་བཅས་ཁྲག་མཁྲིས་ཚ་བ་སྐྱེ་བའི་ལས་རྣམས་སྤྱང་བ་དང་། ཡིད་སོས་དལ་བག་ཕེབས་ཀྱི་སྒོ་ནས་གནས་བསིལ་སར་བསྡད་ལ་ཡིད་འོང་སེམས་མཐུན་གྱི་གྲོགས་སམ་ནད་གཡོག་གིས་གསོ་བྱའི་བློ་དང་བསྟུན་པའི་གཏམ་སྙན་པོ་བརྗོད་དགོས་ཤིང་། རིམ་གྲོ་ལ་ཚེ་དབང་ཞུ་བ་དང་། སེམས་ཅན་ཉམས་ཐག་གི་སྲོག་བླུ་བྱས་ཏེ་ཚེ་ཐར་གཏོང་བ། སཱཙྪ་གདབ་པ། ཆུ་སྐམ་ལ་ཁད་པ་ནས་ཉེའུ་གདོན་པ། ལམ་དང་འཕྲང་སོགས་མི་བདེ་བ་བདེ་བར་བཅོས་པ་སོགས་མདོར་ན་ཡུལ་ལུགས་དང་མཐུན་པར་གཞན་ཕན་གྱི་ལས་ལ་བརྩོན་དགོས་པར་གདམས།

起居禁忌昼眠、剧烈活动、交媾、暴晒等，宜在清凉处静坐，有心悦之友相伴，排除障碍等。

——贡曼·贡秋德勒

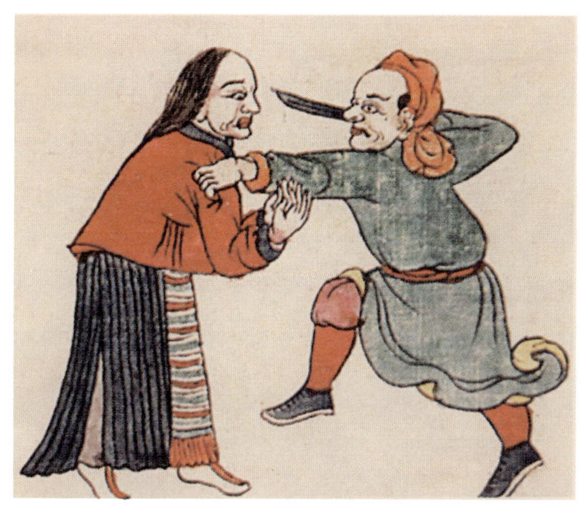

དཔོན་ཚང་ཡེ་ཤེས་བསམ་གཏན་མཆོག་གིས།

མན་ངག་དང་མི་ལྡན་པའི་སྨན་པ་ནི་མི་ཡི་གཅན་གཟན་ཆེན་པོ་ཡིན། དཔྱད་ནི་གོ་མཚོན་ཡིན། སློབ་དཔོན་ངན་པ་ནི་དམག་དཔོན་ཡིན། སློབ་མ་ནི་དམག་མི་ཡིན་པས་མི་ལུས་རིན་ཆེན་ལ་དཔྱད་བྱ་བ།

ཞེས་སྨན་པ་ངན་པ་དང་། སློབ་དཔོན་ངན་པ། སློབ་མ་ངན་པ། དཔྱད་ངན་པ་རྣམས་ནི་དལ་འབྱོར་སྲོག་གི་གཤེད་མ་ཡིན་པར་གདམས།

无秘诀之医者如人中猛兽，外治器具如兵器，恶师如将军，学生如兵卒，威胁着暇满人身。

——班仓 · 益西桑丹

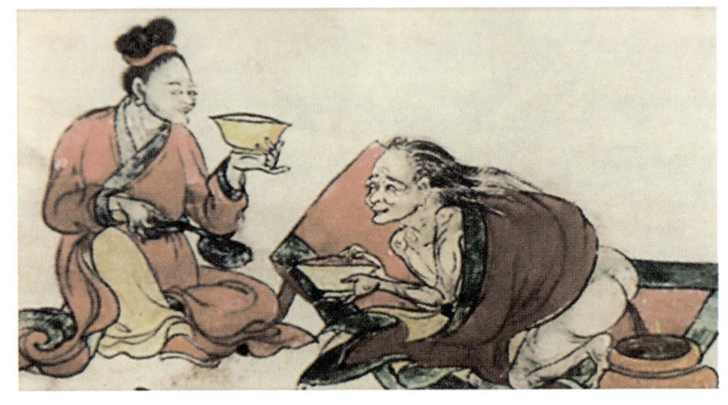

རྗེ་བཙུན་གཡུ་ཐོག་མཆོག་གིས།

ཡང་ཡང་བསྐྱུར་བའི་རིམས་ལ་བཤལ་འདྲ་མེད།།

ཅེས་ཚ་བའམ་ནད་རྟགས་ལྡང་རྡུབ་ཡང་ནས་བསྐྱུར་དུ་བྱེད་པའི་རིམས་ཚད་ལ་གཉེན་པོ་བཤལ་ལས་ལྷག་པ་མེད་པར་གདམས།

频繁发作之疫以泄治法最为有效。

——宇妥·云丹贡布

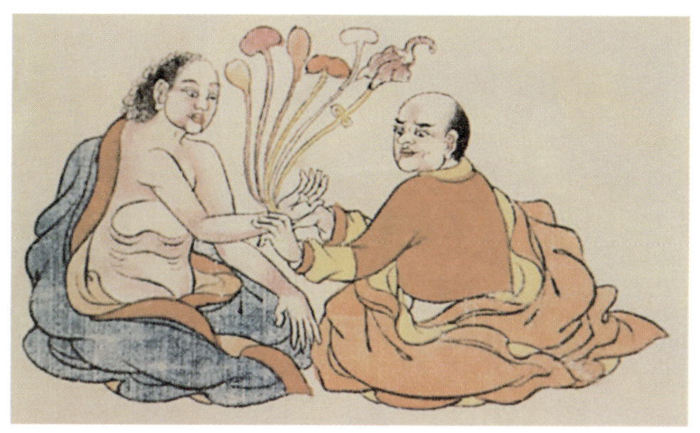

ཀོང་རོང་སྨན་བླ་དོན་གྲུབ་མཆོག་གིས།

བསྲུང་བ་མེད་པའི་སྨན་པ་འགའ། །སྨྱོན་པའི་སྟབས་སུ་རིམས་ནད་བཅོས། །རང་སྲོག་༺རང་གིས་༻བཅད་དང་མཚུངས།། དེས་ན་འདི་ལ་གཅེས་པར་བཟུང་།།

ཞེས་རྫས་རྟགས་ཀྱི་སྲུང་བ་མི་ལྡན་པར་ཤེས་པ་རྐྱེད་དེ་སྨྱོན་པའི་ཚུལ་གྱིས་རིམས་ནད་གསོ་བཅོས་ལ་འཇུག་པ་ནི་ཀུན་སློང་བཟང་ཡང་རང་སྲོག་རང་གིས་བཅད་ལྟར་གཅེས་འཛིན་མེད་པ་དང་འདྲ་བས་འཚོ་བྱེད་རྣམས་ཀྱིས་ཐོག་མར་རང་སྲུང་ལ་འབད་འཚལ་ཞེས་གདམས།

无防护措施的医者，如疯人前去治疗疫病，此行为如同自杀也。

——贡荣·曼拉顿珠

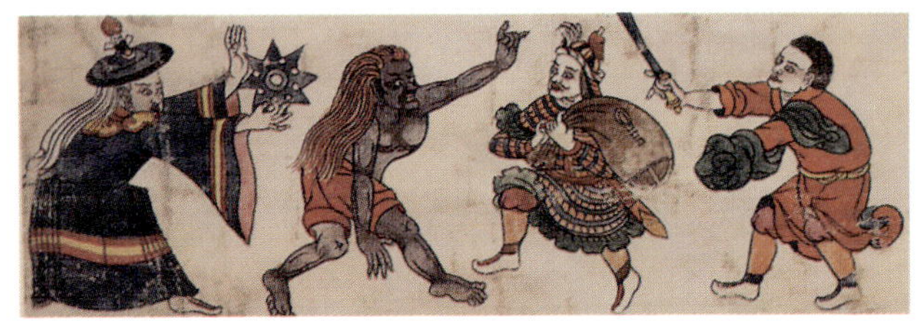

མཚོ་སྨད་མཁན་ཆེན་སྐ་བ་ཤཱཀྱ་དབང་ཕྱུག་མཆོག་གིས།

བསྲུང་བའི་ཐབས་ལ་རྫས་དང་སྔགས་གཉིས་ཏེ།།
རྫས་ལ་བྱུགས་དང་བཏགས་པ་ཁོང་སྲུང་ངོ་།།

ཞེས་རིམས་སྲུང་གི་ཐབས་ལ་སྤྱིར་རྫས་སྔགས་གཉིས་དང་། རྫས་ལའང་བྱེ་བྲག་ཕྱི་ཡི་བྱུ་གའམ་བ་སྲུའི་སྔོ་ལ་བྱུག་རྒྱུ་དང་། མགུལ་དང་དཔུང་པ་སོགས་ལ་གདགས་རྒྱུ། ཁོང་དུ་བསྟེན་རྒྱུ་བཅས་རིགས་ཀྱི་དབྱེ་བ་ཆེན་པོ་གསུམ་ཡོད་ཅེས་གདམས།

疫病防护之法有持物、修心两种。物有涂抹膏、佩戴件、内服药等。

——嘎瓦释迦旺秋（措曼大师）

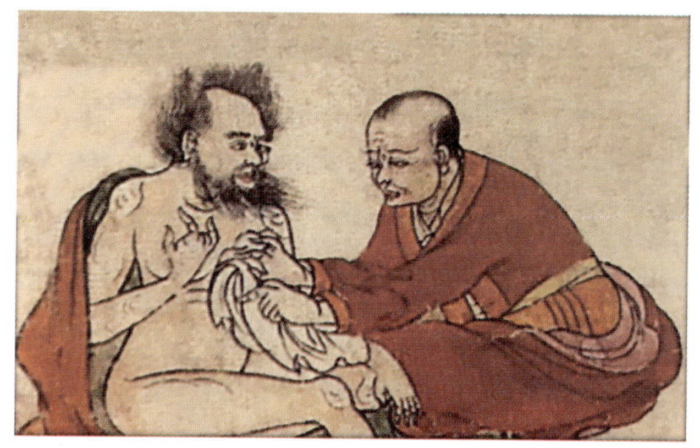

རྗེ་བཙུན་གཡུ་ཐོག་མཆོག་གིས།

སྨན་ཞུ་རྔུལ་དབྱུང་རིམས་ཚད་ཀུན་ལ་ཤིས།།

ཞེས་རིམས་ཚད་སྨིན་ཞིང་རྒྱས་དུས་དངོས་གཞིའི་གཉེན་པོ་གཏོང་ཞིང་། སྨན་ཞུ་མཚམས་སུ་རྔུལ་དབྱུང་བ་ནི་རིམས་ཚད་ཀུན་ལ་བསྔགས་པར་གདམས།

消化药物后出汗为众疫祥兆。

——宇妥・云丹贡布

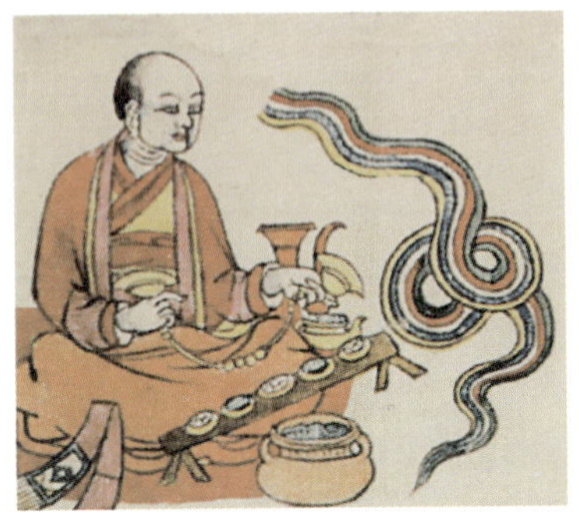

བོ་དོང་པཎ་ཆེན་ཕྱོགས་ལས་རྣམ་རྒྱལ་སྡེས།

ཧ་ཅང་ལས་དང་ལས་མེད་སྤང་། །ཧ་ཅང་སྨྲ་དང་མི་སྨྲ་ཡང་། །ཧ་ཅང་བྱམས་དང་མི་བྱམས་སྤང་། །ཧ་ཅང་རྩོད་དང་ཞུམ་པ་སྤང་། །ཧ་ཅང་བརྩོན་དང་མི་བརྩོན་སྤང་། །ཧ་ཅང་ཟ་དང་མི་ཟ་སོགས། །མཐར་ལྟུང་ཐམས་ཅད་སྤངས་ནས་ནི། །དབུ་མའི་ལམ་གྱི་རྗེས་འཇུག་བྱ། །

ཞེས་རྗེ་བཙུན་གཡུ་ཐོག་པས། ལྟ་བ་ཆོས་རྣམས་ཀུན་ལ་དབུ་མར་རྟོགས། །དམན་མཐའ་ལྷག་མཐའ་ལོག་པའི་མཐའ་སྤངས་པའི། །ཡང་དག་དབུ་མར་བལྟ་བ་ལྟ་བའི་མཆོག། ཅེས་གསུངས་པ་ལྟར་གསོ་བྱ་འགྲོ་བ་ནད་ཀྱིས་མནར་བ་དང་གསོ་བ་པོ་སྨན་པ་དག་གིས་ལྟ་བ་དང་སྤྱོད་པ་གཉིས་ཧ་ཅང་ལས་ཆེས་པ་དང་། ཆུ་བ་ནས་མི་ལས་པ་སོགས་མཐའ་གཉིས་སུ་མ་ལྟུང་བར་གནས་དགོས་པར་གདམས། དེ་ཐམས་ཅད་དམན་ལྷག་ལོག་གསུམ་དུ་མ་སོང་ཚེ་ལུས་ཀྱི་འདུ་བ་རྣམ་གསུམ་འཕེལ་ཟད་འཁྲུག་གསུམ་དུ་མི་འགྱུར་བ་ཆོས་ཉིད་དུ་མཐོང་ངོ་།།

禁忌极行与不行，极言与不语，极善与不善，极勇与极弱，极力与不为，极食与不食等极端起居，应追求中道。

——普东·乔勒南杰

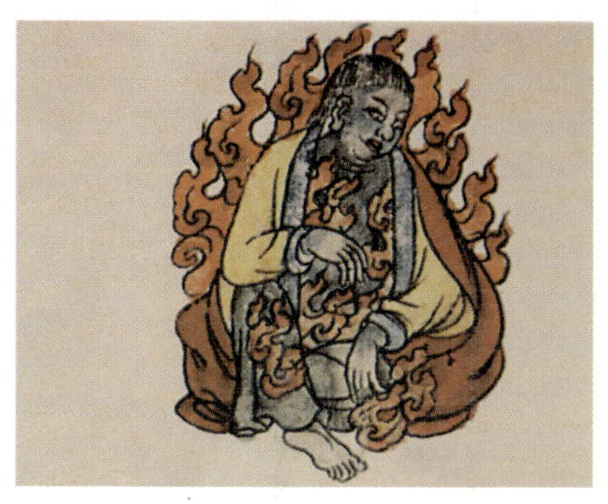

སྟོང་ནག་བསྟན་འཛིན་རབ་རྒྱས་མཚོག་གིས།

ལར་གཉན་ཚད་སྤྱིར་མ་སྡུད་པར་མི་བསད་གསུངས་ཀྱང་། སྙིགས་དུས་འདིར་བདུན་དྲུག་གིས་སྲོག་ལ་རྒོལ་བར་འགྱུར་བས་བསྡུ་བསད་ལྷན་ཅིག་སྦྱོང་བ་ཟབ་གནད་དུ་ཡོངས་ཤིག བསད་རྗེས་སྦྱོང་བ་གནད་ཡིན་ཀྱང་། ཡོང་མེད་བྱུང་ཚེ་གསོད་སྦྱོང་སྦྲགས་དགོས།

ཞེས་གཉན་ཚད་མ་སྡུད་པར་གཉེན་པོས་མི་གསོད་པར་གསུངས་ཀྱང་། དུས་ཀྱི་དབང་དུ་གཉན་ནག་པོ་སུམ་སྒྲིལ་གྱིས་འགྲོ་བའི་སྲོག་ལ་འཇབ་པའི་སྐབས་བསྡུ་གསོད་སྦྲགས་མ་དང་། གསོད་སྦྱོང་སྦྲགས་མར་བྱེད་པའང་གནད་དུ་གདམས།

一般常言瘟疫应先聚而后杀，但末法之时盛行名为“六七”的疠疫，因其短时间致命，故宜用聚杀联合法治疗，杀后除余即是良方，但遇特殊情形应用杀除联合法。

——东拿·丹增绕杰

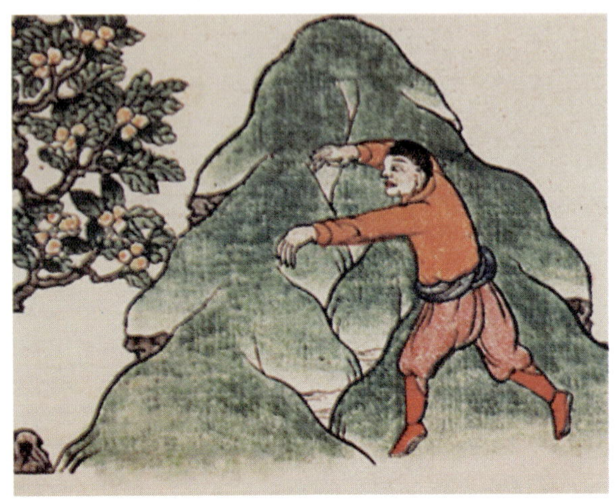

སློབ་དཔོན་པདྨ་འབྱུང་གནས་མཆོག་གིས།

གསོ་ཐབས་མེད་པའི་སྨན་པ་ནི༔ལག་རྟུམ་བྲག་ལ་འཛེག་པ་འདྲ༔ དེ་ཕྱིར་བདུད་རྩི་བུམ་པ་གཅེས༔

ཞེས་བཀའ་བསྟན་གཞུང་ལས་མདོ་ཙམ་ལས་རྒྱས་པར་མ་བསྟན་པའི་གཉན་རིམས་གདུག་ཅན་གྱི་གསོ་ཐབས་མེད་པའི་སྨན་པ་ནི་སྐྱེ་བོ་ལག་རྟུམ་ཅན་བྲག་ལ་འཛེག་པ་བཞིན་ཐབས་རྟུགས་པར་གྱུར་བའི་ཕྱིར་ན་བདག་པདྨ་འབྱུང་གནས་ཀྱིས་བསྟན་པའི་འཆི་མེད་བདུད་རྩི་བུམ་པའི་རྒྱུད་མན་ངག་ཅེས་བྱ་བ་ཤིན་ཏུ་གཅེས་ཞེས་ཐུགས་བརྩེ་བ་ཆེན་པོས་གདམས།

无治疗方案之医者，如同断臂攀岩，故应珍视《甘露宝瓶》。

——莲花生大师

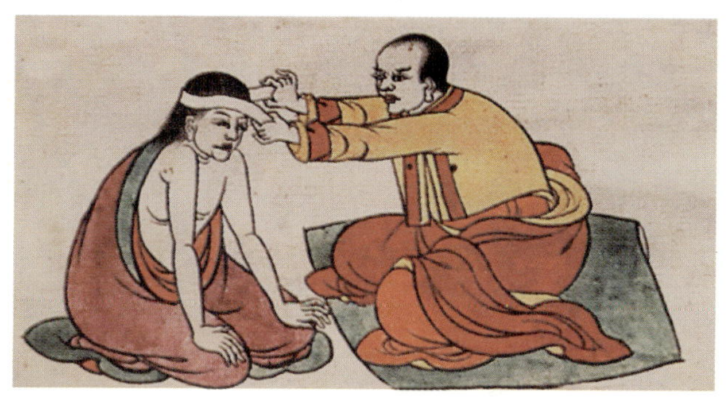

རྗེ་བཙུན་གཡུ་ཐོག་མཆོག་གིས།

གྱང་ཐོག་མར་ཕོར་བོ་ན་གསོད་བསྡིགས་བཞིན། །སྨན་དཔྱད་དུས་ལས་མ་འགྱངས་བརྩོན་པས་སྒྲིམས།།

ཞེས་འགྲོ་བ་ནད་པའི་དོན་ལ་ཕྱིར་བཤོལ་ཏིལ་འབྲུ་ཙམ་ཡང་བྱ་མི་རུང་བར་སྨན་དཔྱད་དུས་ཐོག་ཏུ་བློ་རྩེ་གང་ཡོད་གཅིག་སྒྲིམ་གྱིས་བརྩོན་པ་བསྐྱིངས་དགོས་ཏེ། དཔེ་སྐྱེས་བུ་གང་ཞིག་གྱང་གི་ཐོག་མར་ཁུས་བཀངས་པའི་ཕོར་པ་བསྐུར་ཞིང་། མར་ཁུ་ཐིགས་པ་ཙམ་ཕྱིར་བོ་ན་རྒྱབ་ནས་མཚོན་རྣོན་པོ་ཐོགས་པས་དེ་མུར་གསོད་པར་བསྡིགས་ཚེ་གཡས་གཡོན་སྟེང་འོག་གི་འདོད་ཡོན་གང་ལའང་བློ་སྐད་ཅིག་ཀྱང་གཡེང་བ་མེད་པར་མར་ཁུ་མི་བོ་བར་བདེ་ཐག་ཏུ་གྱང་ལས་སྒྲོལ་བ་བཞིན་བློ་རྩེ་སྒྲིམས་དགོས་པར་གདམས།

犹如让人手持盛满油的碗行走在墙上，若撒一点就有杀头风险一般，要专注且及时想方设法治病救人。

——宇妥·云丹贡布

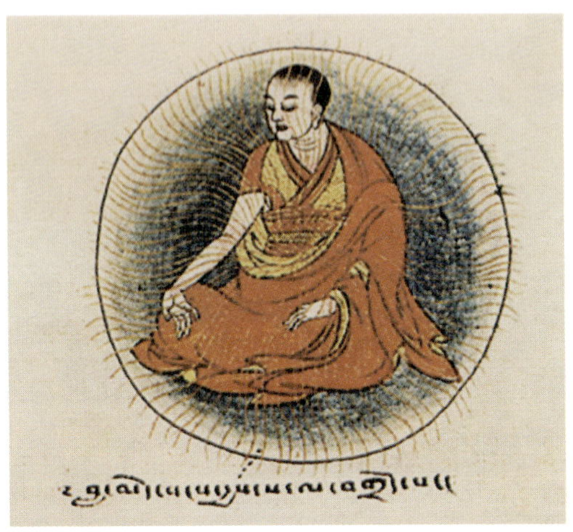

སྨན་རྩིས་མཁས་དབང་སྟག་བླ་ནོར་བུ་མཆོག་གིས།

སྨན་པ་རང་རེ་ལས་དང་པོ་བས་ཚད་མེད་བཞི་དང་། སྐྱེས་བུ་ཆེན་པོའི་རྣམ་རྟོག་བརྒྱད་སོགས་སྒོམ་ནས་བྱང་ཆུབ་ཀྱི་སེམས་སྐྱེ་བའི་ཐབས་ལ་བརྩོན་པར་བྱ་དགོས།

ཞེས་འགྲོ་ལ་སྨན་པར་གྱུར་པའི་འཚོ་བྱེད་ལས་དང་པོ་རྣམས་ཀྱིས་ཐོག་མར་འགྲོ་བ་ནད་པ་རྣམས་ལ་བྱམས་པ་དང་སྙིང་རྗེ། དགའ་བ། བཏང་སྙོམས་བཞི་རང་རྒྱུད་ལ་སྐྱེ་བའི་ཐབས་དང་། བདག་གིས་ནམ་ཞིག་སེམས་ཅན་ཐམས་ཅད་ཀྱི་སྡུག་བསྔལ་སེལ་ནུས་སྙམ་པ་སོགས་སྐྱེས་བུ་ཆེན་པོའི་རྣམ་རྟོག་བརྒྱད་ཀྱི་སྒོ་ནས་བློ་སྦྱོང་དགོས་ཤིང་། དེ་ལྟའི་ངང་དུ་བྱང་ཆུབ་ཀྱི་སེམས་མཆོག་སྐྱེ་བར་བརྩོན་པ་དགོས་པར་གདམས།

医者应修习“四无量心”，以“大士八心愿”等方法来培养利他心。

——达拉诺布

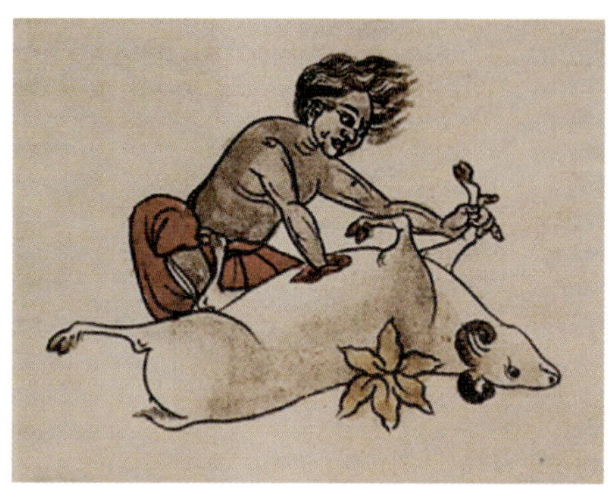

སློབ་དཔོན་པདྨ་འབྱུང་གནས་མཆོག་གིས།

སེམས་ཅན་མ་རིག་སྡོང་པོ་ལ༔ཉོན་མོངས་དུག་ལྔའི་ལོ་འདབ་རྒྱས༔ མི་དགེ་སྡིག་བཅུའི་ལོ་ཏོག་འབྲུངས༔རྣམ་སྨིན་འབྲས་བུ་ནད་དུ་སྨིན༔

ཞེས་འགྲོ་བ་སེམས་ཅན་རྣམས་འཁོར་བ་ཐོག་མ་མེད་པ་ནས་ད་ལྟ་ལ་ཐུག་གི་བར་རིང་རྒྱུ་མ་རིག་པ་ཆེན་པོས་རབ་ཏུ་མནར་ཞིང་། དུག་རྩ་དེ་ལས་སྐྱེས་པའི་སྡོང་པ་ལ་ཉོན་མོངས་ལས་གྱུར་པའི་འདོད་ཆགས་དང་། ཞེ་སྡང་། གཏི་མུག །ང་རྒྱལ། ཕྲ་དོག་བཅས་ལྔ་ཡི་ལོ་འདབ་རྒྱས་ཤིང་། དེ་ཐམས་ཅད་ཀྱིས་ཡོངས་སུ་བསྐུལ་བས་སྲོག་གཅོད་སོགས་མི་དགེ་བཅུ་ཡི་ལས་བརྩམས་པ་ལ་སྡིག་བཅུའི་ལོ་ཏོག་སྐྱེ་བར་བྱེད། དེ་ཡི་རྣམ་པར་སྨིན་པ་འབྲས་བུའི་ཚུལ་དུ་མི་བཟོད་པའི་ནད་འབྱུང་བར་འགྱུར་ཞེས་གདམས།

众生无明之树干，滋生五毒之树叶和花瓣，结十恶法之果实，其最终果实乃疾病也。

——莲花生大师

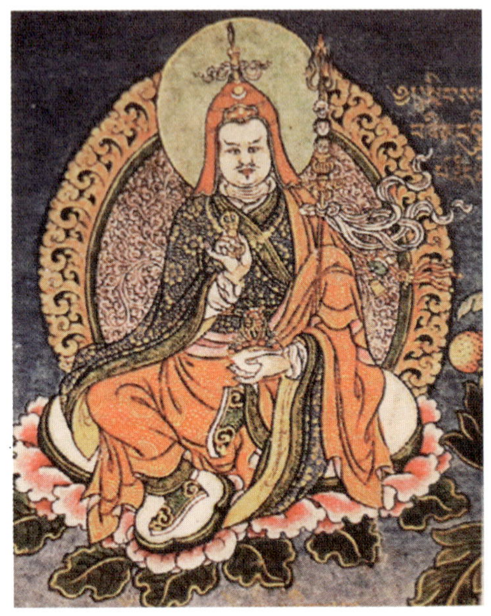

ཉི་ཐང་སྨན་མཁྱེན་བློ་བཟང་རྒྱ་མཚོ་མཆོག་གིས།

ཨོ་རྒྱན་ཆེན་པོའི་གདམས་པ་ནི། །བྱིན་རླབས་གཞན་ལས་ཕུལ་དུ་བྱུང་།།

ཞེས་དུས་དབང་གི་ནད་ངན་གདུག་པ་ཅན་ལ་པ་ཊ་གྲུབ་བྱེ་བའི་གཙུག་རྒྱན་ཨོ་རྒྱན་གྱི་སློབ་དཔོན་ཆེན་པོ་པདྨ་འབྱུང་གནས་ཀྱིས་ལེགས་པར་གདམས་པའི་གཏེར་སྨན་གྱི་ཟབ་བཅུད་གདམས་པ་ནི་ཕན་ཡོན་དང་ནུས་པ་སོགས་སྨན་དཔྱད་གཞན་ལས་ཀྱང་ཆེས་ཟབ་ཅིང་། ཆེས་གསལ་བ། ཆེས་མྱུར་བ་སོགས་ཀྱི་སྒོ་ནས་ཕུལ་དུ་བྱུང་བ་ཡིན་པར་གདམས།

莲花生大师之医典，防疫方法最为殊胜。

——尼唐曼钦·洛桑嘉措

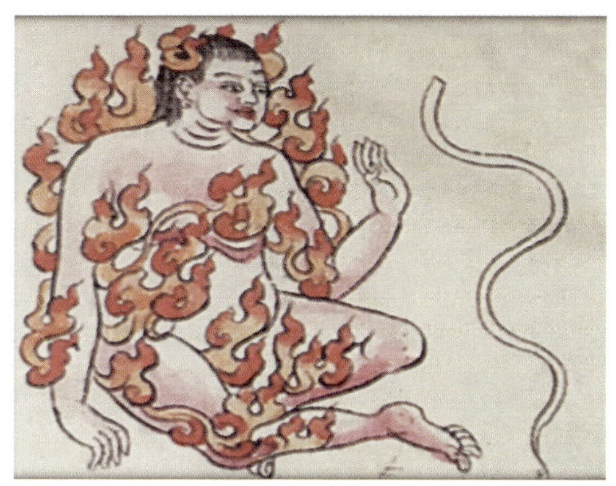

ཕྱག་རྗེར་མགོན་པོ་མཆོག་གིས།

ཚད་པ་ཞེས་བྱ་མྱུར་སྲོག་འཕྲོག། འདི་ཤེས་གྲང་བ་ཞོར་ལས་ཤེས། །སྣ་མང་འཁྲུལ་སོ་ཆེ་བ་དང་། །ངོས་བཟུང་བཅོས་པ་དཀའ་བ་ཡིན།།

ཞེས་ཚ་བ་སྤྱི་དང་ཁྱད་པར་རིམས་ཚད་ཞེས་བྱ་བས་འགྲོ་བའི་སྲོག་དེ་མྱུར་འཕྲོག་པར་བྱེད་པས་འདི་ཡི་བརྟག་བཅོས་རྣམས་ལེགས་པར་ཤེས་དགོས་ཏེ། འདི་ཤེས་ན་གྲང་བའི་ནད་ཀྱི་བརྟག་བཅོས་རྣམས་གོ་ལྡོག་པའི་ཚུལ་གྱིས་ཞར་ལ་རིམ་པས་ཤེས་པར་འགྱུར། དེ་བས་ཚ་བ་ནི་ནད་སྣ་མང་ཞིང་བརྟག་བཅོས་ལ་འཁྲུལ་སོ་ཆེ་བས་ཤིན་ཏུ་བཅོས་དཀའ་བར་གདམས།

热病繁杂而易误诊，故诊断、治疗均有困难，其易发展迅速而夺人性命，熟悉了热病就会顺便了解寒病。

——恰多贡布

སློབ་དཔོན་པདྨ་འབྱུང་གནས་མཆོག་གིས།

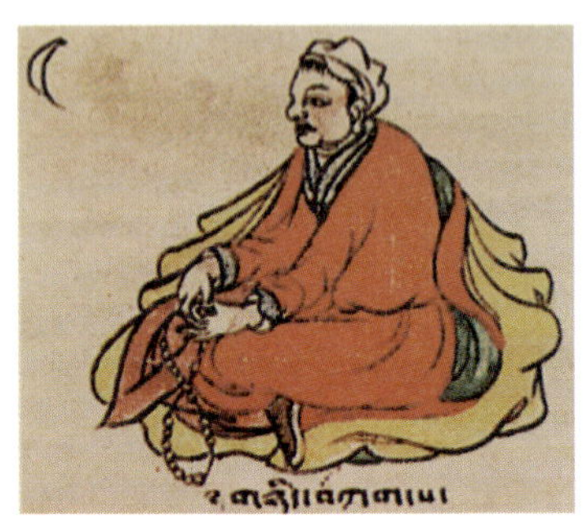

ཐ་མ་ཟས་དང་སྤྱོད་ལམ་ནི༔ ངལ་དུབ་ལོག་པའི་སྤྱོད་པ་སྤང༔ འཚོ་བ་ངན་སྤང་བཟང་པོ་བསྟེན༔ ནད་དྲག་ལུས་པོ་མ་སོས་ན༔ སྐྱིལ་ཅན་ནད་དུ་སོང་དོགས་ཡོད༔ དེ་ཕྱིར་ཤ་མར་བཅུད་ལྡན་བསྟུགས༔

ཞེས་བདུད་རྩི་བུམ་པའི་དགོངས་པ་ལྟར་གཉན་རིམས་བཅོས་ཚུལ་རྣམ་པ་གསུམ་ལས། ཐ་མ་རླུང་བཅོས་ལུས་པོ་གསོ༔ ཞེས་གཉན་ཚད་གཉེན་པོ་དྲག་པོས་བསད་ཟིན་རྗེས་ཤ་དང་མར། བུ་རམ། ཆང་བཅས་བཅུད་བཞི་ལ་སོགས་པ་ཡུལ་ལུགས་དང་མཐུན་པར་རིམ་པས་བསྟེན་ཏེ་ལུས་ཟུངས་གསོ་དགོས་པ་ཤིན་ཏུ་འགངས་ཆེར་གདམས། དེང་སྐབས་ཏོག་གསར་ནད་གྲོལ་ནད་པ་སྨན་ཁང་ནས་ཕྱིར་ཐོན་ཟིན་རྗེས་ཟས་བཅུད་ཅན་གྱིས་ལུས་ཟུངས་གསོ་དགོས་པའང་ངེས་དགོས་ཤིང་། དེ་མིན་ཟུངས་ཟད་རླུང་འཕེལ་ནས་དེ་ཡིས་སླར་ཚད་རིམས་སེ་ལྟར་འབུད་དེ་ནད་སློག་རྒྱག་པའི་སྣང་ཚུལ་ཡང་ཐོན་སྲིད་སྙམ།

治疗后期忌不当饮食及起居行为，不宜劳累，要讲究饮食。治疗疾病后若身体还未康复，热邪有复发的可能，故应摄入酥油、肉类等营养食物。

——莲花生大师

བྱང་པ་རྣམ་རྒྱལ་གྲགས་བཟང་མཆོག་གིས།

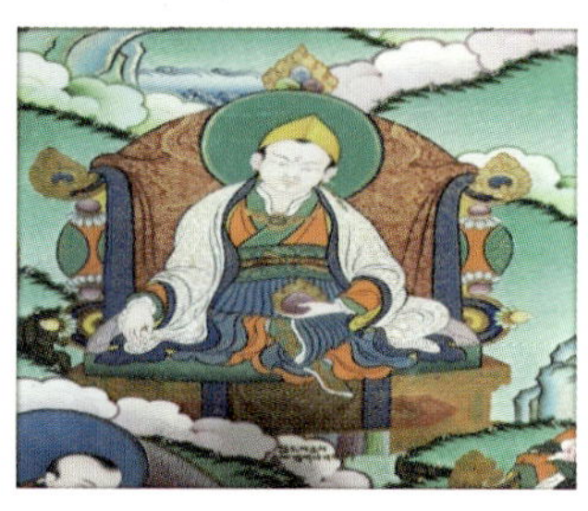

དེ་ཡང་ཐོག་མར་གཞུང་ལུགས་ལ། །བློ་གྲོས་ཤིན་ཏུ་སྦྱངས་བྱ་སྟེ། །ཤེས་རབ་ཆེ་རྣམས་བརྒྱད་པ་དང་། །རྒྱུད་བཞི་ལ་སོགས་རྒྱ་ཆེན་བཟུང་། །འབྲིང་པོ་རྣམས་ནི་རྒྱུད་བཞི་དང་། །དེ་ལས་བློ་གྲོས་དམན་རྣམས་ཀྱིས། །རྩ་བཤད་ཕྱི་མ་གསུམ་པོའམ། །ཡང་ན་རིན་ཆེན་སྒྲོམ་བུ་བཟུང་། །སློབ་དཔོན་མཁས་པ་རྣམས་ལ་གཏུགས། །མན་ངག་ཕྱོགས་རིས་མེད་པ་ཡོང་། །ལག་ལེན་གདེང་དུ་ཡོན་པར་སློབས། །དཔྱད་ཀུང་ཆ་བྱད་འཛོམས་པ་དང་། །སྨན་རྣམས་རྩོལ་བ་ཆེར་བྱས་པས། །ནད་ཀྱི་དགྲ་དཔུང་འཛོམས་པར་འགྱུར། །

ཞེས་ནད་ཀྱི་དགྲ་དཔུང་གཞོམ་འདོད་པའི་སྨན་པ་རྣམས་ཀྱིས་རང་གི་ཤེས་རབ་ཆེ་ཆུང་ལ་གཞིགས་ཏེ་རྒྱ་བོད་མཁས་པའི་གསོ་དཔྱད་ཀྱི་གཞུང་གང་དག་ལ་ཐོས་བསམ་བྱ་དགོས་པ་དང་། སློབ་དཔོན་མཁས་པའི་ཞལ་ལས་མན་ངག་དམར་ཁྲིད་ཞུས་ཤིང་། སྨན་དང་ཆ་བྱད་སོགས་དགོས་ངེས་ཀྱི་མཐུན་རྐྱེན་རྣམས་ལེགས་པར་ཚོགས་དགོས་པར་གདམས།

首先要刻苦钻研医学理论，大智者应习《八支集要》《四部医典》；中智者应习《四部医典》；小智者应习《四部医典》之《小三部》或《珍宝小箱》。应当拜师博学多闻者，不执偏见领会各方秘诀，熟练临床技能，掌握外治器械使用及药物制作，方可消灭众病。

——强巴·囊杰扎桑

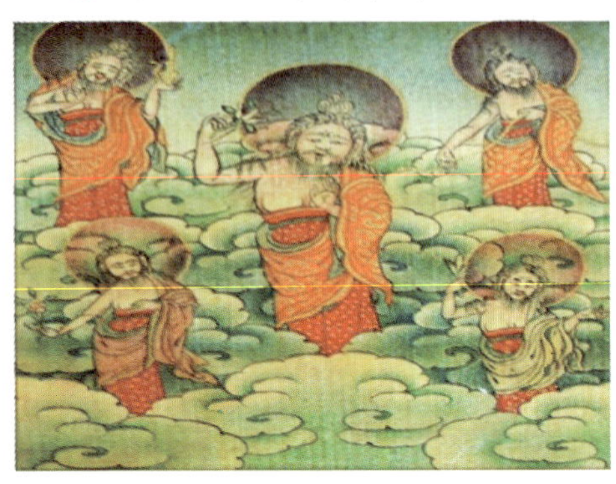

ཀརྨ་ངེས་དོན་བསྟན་འཛིན་ཕྲིན་ལས་རབ་རྒྱས་མཆོག་གིས།

གསོ་རིག་འདོད་དགུ་འཇོ་བའི་བང་མཛོད་ཆེར། །འཇུག་ལ་དྲང་སྲོང་བླ་མའི་ཞལ་གྱི་ལུང་། །སྒོ་འབྱེད་རིན་ཆེན་ལྡེ་མིག་བྲལ་གྱུར་ན། །རང་ཉིད་ངལ་བ་ཙམ་ལས་གཞན་དུ་ཅི། །

ཞེས་ཟུག་ཧུ་མཐའ་དག་རྩད་ནས་འབྱིན་པའི་རྗེས་འཛིན་གསོ་བ་རིག་པའི་རིན་ཆེན་འདོད་དགུའི་བང་མཛོད་ལ་འཇུག་པར་འདོད་པ་རྣམས་ངེས་པར་མཚན་ཉིད་ལྡན་པའི་སློབ་དཔོན་འཚོ་བྱེད་མཁས་པའི་ཞལ་ལས་གདམས་པ་སྒོ་བརྒྱ་འབྱེད་པའི་རིན་པོ་ཆེ་ཡི་ལྡེ་མིག་ཡོད་དགོས་ཤིང་། དེ་དང་བྲལ་ཚེ་རིག་གནས་གཞན་གྱི་གདེངས་ཙམ་ཐོབ་པ་དང་། ཁ་ཤགས་ཤུང་དཀྲུགས་ཀྱིས་དུས་གདའ་བ། སྨན་དཔྱད་བསླགས་པ་ཙམ་གྱིས་འགྲོ་བ་ནད་པའི་དོན་ཆེན་མི་ཡོང་བས་རང་ཉིད་དོན་མེད་ངལ་བའི་རྒྱུ་ཙམ་ལས་གཞན་སྙིང་པོ་ཅི་ཡང་མེད་པར་གདམས།

欲入医学妙方之宝库，须持上师言教之钥匙，丢弃钥匙而迷茫入行，纯属耗费体力而无意义。

——噶玛昂顿·丹增诚列绕杰

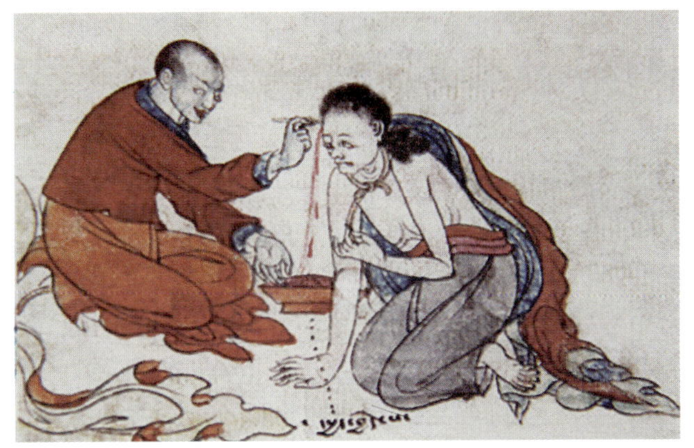

སློབ་དཔོན་པདྨ་འབྱུང་གནས་ཀྱིས།

མདོར་ན་དང་པོ་གཉན་དང་དབྲལ༔ བར་དུ་ཡན་ལག་བསྲུངས་ཟླ་བསད༔ ཐ་མ་དོན་སྣོད་ཁ་འཛིན་བསྲེབ༔

ཞེས་གསུངས་པས་ཐོག་མར་གཉན་གསོད་ཚད་པ་གཅོག་དགོས་པ་མ་ཟད། བར་དུ་ཟླ་གཉན་ནད་གཞན་གྱི་བསྲུངས་ཟླ་དབྲལ་བ་དང་། ཐ་མ་དོན་སྣོད་གཞན་ལ་མི་གནོད་པའི་གཉེན་པོའི་ཁ་འཛིན་བསྲེབས་པ་དང་། གལ་ཏེ་ནད་ལོག་ན་ལོག་གནོན་གྱི་གཉེན་པོ་བསྟེན་ཏེ་སླར་མི་ལྡང་བར་བྱེད་དགོས་པའོ།།

首先剿除疫之因，其次抵制并发症，然后防护脏腑。

——莲花生大师

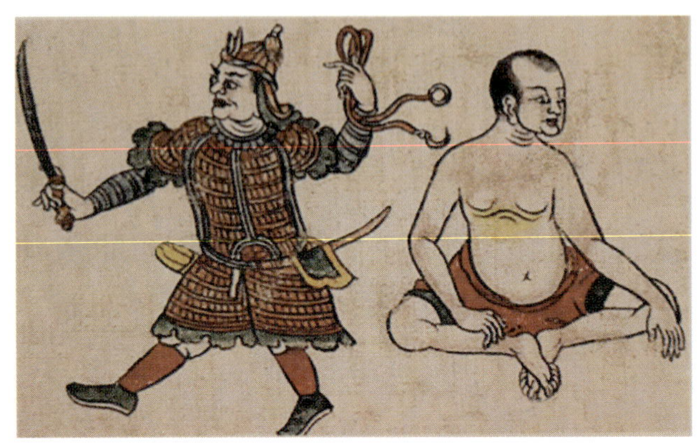

ཟུར་མཁར་མཉམ་ཉིད་རྡོ་རྗེ་མཆོག་གིས།

འདི་ན་སྨན་པའི་གཟུགས་བརྙན་འགའ། །རང་གི་བསྲུང་བ་མི་ལྡན་པར། །འདོད་པས་སྤྲོས་ཏེ་གཞན་གྱི་རིམས། །སྲོག་དང་བསྡོས་ཏེ་བག་མེད་འཚོས། །སྨྱོན་པའི་ཚོགས་ཀྱིས་དམག་གདོང་དུ། །གཅེར་བུར་རལ་ཁ་བྱེད་པའམ། །ཕྱེ་མ་ལེབ་རྣམས་མེར་མཆོང་བཞིན། །ཀྱི་ཧུད་དེ་ལས་རྨོངས་པ་སུ། །དེ་ཕྱིར་བསྲུང་བ་ཤིན་ཏུ་གཅེས།།

ཞེས་འཚོ་བྱེད་རྣམས་ཐོག་མར་རྫས་སྔགས་ཏིང་འཛིན་གྱི་སྒོ་ནས་རང་ཉིད་རིམས་ནད་ལས་བསྲུང་བའི་ཐབས་ལེགས་པར་བྱ་དགོས་ཏེ། དེ་མེད་ཚེ་ཕྱེ་མ་ལེབ་མེར་ལྷུབས་པ་བཞིན་འགྱུར་ཉེན་ཆེ་བར་གདམས།

一些不够严谨的医者，在无任何防护措施的情况下，臆想前去治疗他人之疾病，实属不顾生命安危的狂妄之举。如同疯癫之人裸奔疆场，亦如同飞蛾扑火，有比这更愚蠢的行为吗？故此，防护措施非常重要。

——苏喀·娘尼多吉

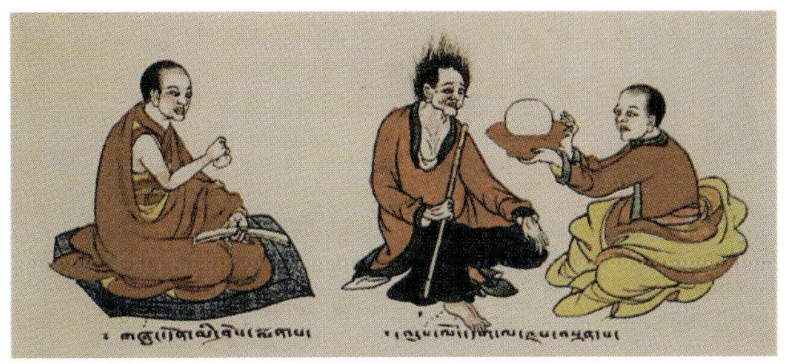

སྡེ་དགེ་ལྷ་སྨན་རིན་ཆེན་འོད་ཟེར་མཆོག་གིས།

འོན་ཏེ་དེང་དུས་གསོ་རིག་བསྟན། །ཉམས་དམས་གཞུང་ལུགས་གྲོགས་ཙམ་ཡང་། །བསླབ་མི་དགོས་ཤེས་སྨན་པའི་ཁྲུར། །འདི་འདྲ་རྣ་བའི་ཚེར་མར་འགྱུར། །

ཞེས་དེང་གི་དུས་འདིར་གསོ་རིག་བསྟན་པ་ཉམས་པར་བྱེད་པའི་སྐྱེ་བོ་དག་རྒྱུད་བཞི་སོགས་ཚད་ལྡན་གྱི་གསོ་དཔྱད་གཞུང་ལུགས་དང་ཕྱག་ལེན་གྲོགས་རེ་ཙམ་ཡང་བསླབ་མི་དགོས་པར་རང་གར་ཤེས་པར་རློམས་པའི་འཚོ་བྱེད་མང་པོས་དོན་དམ་པའི་ལེགས་བཤད་ཐོས་ཚེ་རྣ་བར་ཚེར་མ་ཟུག་ལྟར་ཤིན་ཏུ་གཟན་པར་གྱུར་ངེས་ཞེས་ཐུགས་སྐྱོ་སྣང་མཛད།

现今有些医者，不修习任何医学理论及实践技能，自视通晓一切，如若听到一些闻所未闻的至理名言，就感到浑身不适、如锥刺耳。

——仁青维色（德格御医）

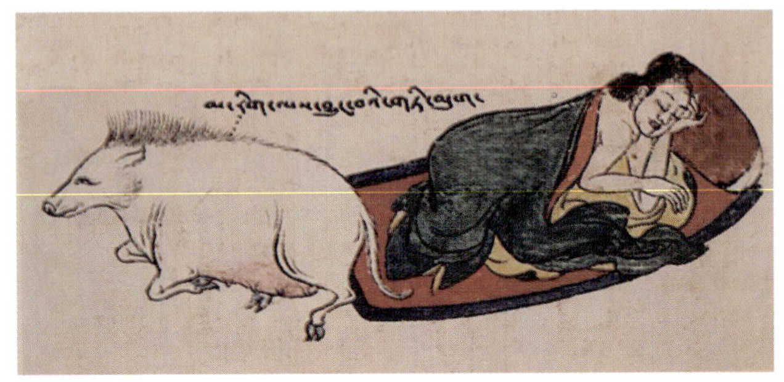

རྗེ་བཙུན་གཡུ་ཐོག་མཆོག་གིས།

དང་པོར་མི་ན་གནས་པར་བྱ་བ་ནི། །ནད་ཀུན་རྒྱུ་ལས་རྐྱེན་གྱིས་བསྐྱང་ལས་འབྱུང་། །རྐྱེན་མེད་རྒྱུ་ལས་འབྲས་བུ་འབྱུང་མི་སྲིད། །དེ་ཕྱིར་ནད་རྣམས་ཀུན་གྱི་རྐྱེན་སྤང་བྱ། །

ཞེས་ཐོག་མར་འགྲོ་ཀུན་མི་ན་བར་གནས་པར་བྱ་བ་ལ། ནད་ཐམས་ཅད་ཀྱི་སྤྱི་རྒྱུ་མ་རིག་པ་དང་དེ་ལས་སྐྱེད་པའི་དུག་གསུམ་ལུས་དང་གྲིབ་མ་བཞིན་འགྲོགས་བཞིན་པ་ལ་རྐྱེན་དུས་གདོན་ཟས་སྤྱོད་བཞི་ཡིས་སློང་བ་ལས་འབྱུང་ཞིང་། རྐྱེན་མེད་པར་རྒྱུ་ལས་འབྲས་བུ་སྐྱེ་མི་སྲིད་པས་ན། ནད་ཀུན་གྱི་རྐྱེན་རྣམས་རབ་ཏུ་སྤང་བར་བྱ་ཞེས་གདམས།

要想强身健体是有条件的，众病皆由外部因缘诱发而生，故应严忌众病之外部因缘。

——宇妥·云丹贡布

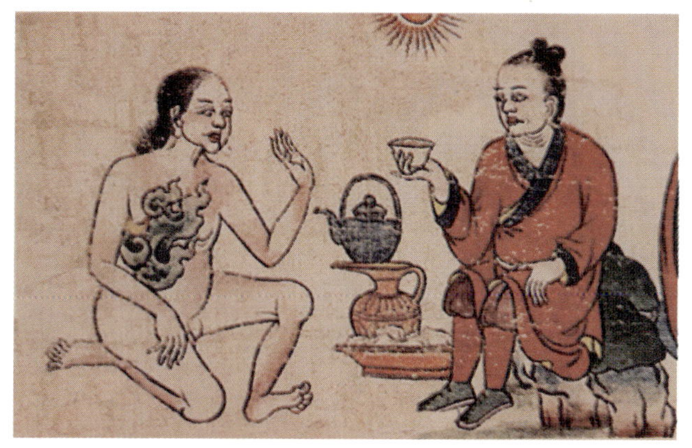

གཉེར་སྟོན་ཉག་བླ་བྱང་ཆུབ་རྡོ་རྗེ་མཆོག་གིས།

རྒྱུ་ནི་རླུང་ཁྲག་འདུ་བ་བཞི་ལས་འབྱུང༔ རྐྱེན་ནི་ཤུགས་དྲག་བྱ་སྤྱོད་མི་ཉེས་བསྐྱེད༔ ཟས་ནི་ཇ་ཆང་མི་གཙང་དམར་ངན་སྦྲན༔ རླུང་མཁྲིས་འཐབ་པས་ལུས་ཀྱི་རྨེན་བུ་ཁྲོ༔

ཞེས་གཉན་རིམས་གག་ལྷོག་གི་རྒྱུ་ཡི་སྐབས། དེ་དག་གི་རྒྱུ་ནི་རླུང་མཁྲིས་བད་ཀན་ཁྲག་དང་བཅས་པ་བཞི་གདོད་བཅས་ལ་སློང་བར་བྱེད་པའི་རྐྱེན་ནི་མི་ཐེག་འཁུར་སོགས་ཤུགས་དྲག་པོའི་ལས་དང་། མེ་དང་ཉི་མར་སྡོད་ཆེས་པ། ཟས་ནི་ཇ་ཆང་སོགས་མི་གཙང་བ་གྲིབ་ཅན་དང་། དམར་ངན་ཏེ་མི་གོམས་པའི་སྲོག་ཆགས་གང་ཀུང་ངམ་གྲིབ་ཅན་གྱི་ཤ་ལོངས་སུ་སྤྱད་པ། རྒྱུ་རྐྱེན་དེ་དག་ཚོགས་པ་ལས་རླུང་དང་མཁྲིས་པ་བར་མེད་རབ་ཏུ་འཐབ་སྟེ་ལུས་གནད་ཀྱི་རྨེན་བུ་རྣམས་ཤིན་ཏུ་ཁྲོ་བའམ་མ་ཀུངས་པར་བྱེད་པ་ལས་འབྱུང་བར་གདམས།

气血聚变是首因，行为过度乃外缘，饮食不净食脏荤，气胆紊乱伤淋巴。——娘拉·强曲多吉

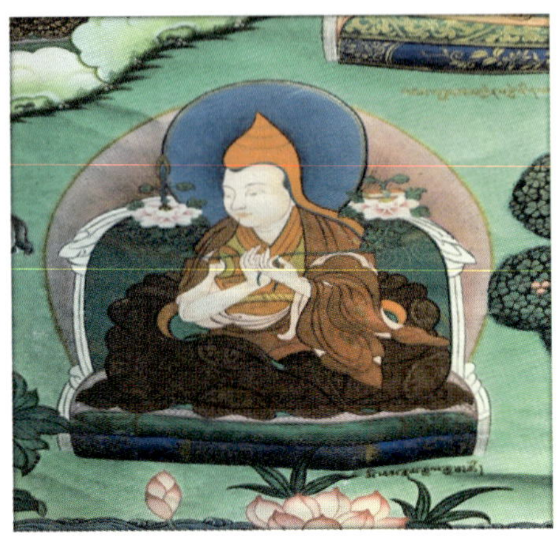

འཇམ་མགོན་མི་ཕམ་མཆོག་གིས།

དེང་སང་གངས་རིའི་ཁྲོད་འདི་ན། །སྦྱངས་དང་མ་སྦྱང་འཚོ་བྱེད་མང་། །སྨན་མེད་དཔྱལ་པོའི་ངང་ཚུལ་གྱིས། །ནད་པའི་དོན་ལ་གཡེལ་བར་མཐོང་། །

ཞེས་སྤྱི་ལོའི་དུས་རབས་བཅུ་དགུའི་མཇུག་ཙམ་གྱི་དུས་སྐབས་སུ་བོད་ན་གཞུང་དང་ལག་ལེན་ལ་སྦྱངས་ཙམ་དང་རྩ་བ་ནས་མི་སྦྱང་བའི་འཚོ་བྱེད་སྨན་པ་མང་ཞིང་། དེ་དག་ལ་སྨན་དང་ཆ་བྱད་སོགས་སྨན་པར་གྱུར་བའི་སྣ་གོན་ཅི་ཡང་མེད་ཁར་སྨན་པར་རློམས་པའི་ཚུལ་གྱིས་འགྲོ་བ་ནད་པའི་དོན་རྣམས་ཡལ་བར་དོར་བ་མཐོང་བས་དེ་རིགས་སྤང་དགོས་པར་གདམས།

当今在雪域之地，经常能见到一些只有一点造诣或无任何造诣的医者，他们既无治病医术，也无治病良药，且不为病情认真下功夫，会危及病患生命。所以要引以为戒。　　——觉・迷旁朗杰嘉措

འབྲི་གུང་རིག་འཛིན་ཆོས་གྲགས་མཆོག་གིས།

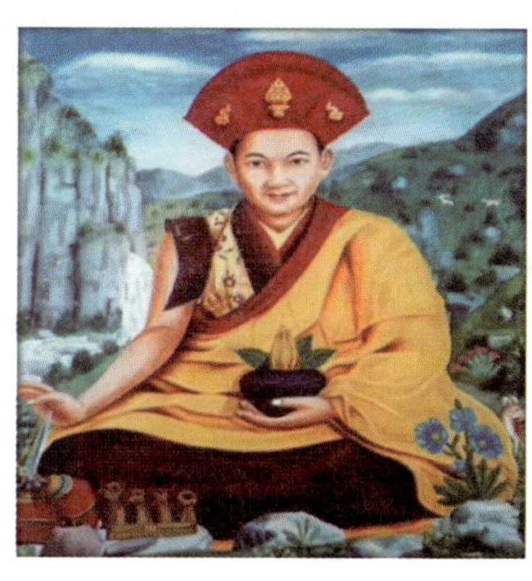

དུས་ངན་ནད་ལ་གཞུང་གིས་མི་ཕན་ཞེས།།དུས་གསུམ་མཁྱེན་པ་རྒྱལ་བ་སྨན་གྱི་བླས། །མ་འོངས་དོན་ཕྱིར་གསུངས་ལ་སྐུར་བ་འདེབས། །དེ་རྗེས་འབྲངས་པའི་ལས་ངན་སྡིག་མར་བཅས། །རང་གཞན་ཐམས་ཅད་དམྱལ་བར་ཁྲིད་དེད་བྱེད།།

ཅེས་དུས་དབང་གི་ནད་ངན་དྲག་པོ་སྟེ། གཉན་རིམས་ཀྱི་ནད་བྱུང་དང་འབྱུང་འགྱུར་རྣམས་ལ་རང་རེའི་གསོ་བ་རིག་པ་དང་རང་ལུགས་སྨན་གཞུང་གིས་མི་ཕན་ཞེས་སྨྲས་པ་དེ་ནི། དུས་གསུམ་མཁྱེན་པ་སྟོན་པ་སྨན་གྱི་བླ་མ་དང་དེ་ཡི་ཕྲིན་ལས་ཀྱི་བྱེད་པོ་སྨན་རྒྱལ་གཡུ་ཐོག་པས་མ་འོངས་སེམས་ཅན་གྱི་དོན་དུ་ཐུགས་བརྩེ་བ་ཆེན་པོས་གསུངས་པའི་བདེན་གསུང་སྨན་དཔྱད་ཀྱི་གཞུང་ལ་མངོན་སུམ་སྐུར་བ་བཏབ་པས། དེ་འདྲའི་གང་ཟག་གིས་རང་དང་རྗེས་འབྲངས་སུ་གྱུར་པའི་ལས་ངན་སྡིག་མ་དང་བཅས་པ་ཕུང་བར་བྱེད་པར་འགྱུར་ཞེས་མ་འོངས་མངོན་གཟིགས་ཀྱི་ཚུལ་དུ་གདམས།

一些人出言道："藏医学古籍经典中所阐述的医方对瘟疫诊治不起作用。"如此诽谤先贤之人，如同搬起石头砸自己的脚。

——直贡·仁增曲扎

གཙང་སྨན་ཡེ་ཤེས་བཟང་པོ་མཆོག་གིས།

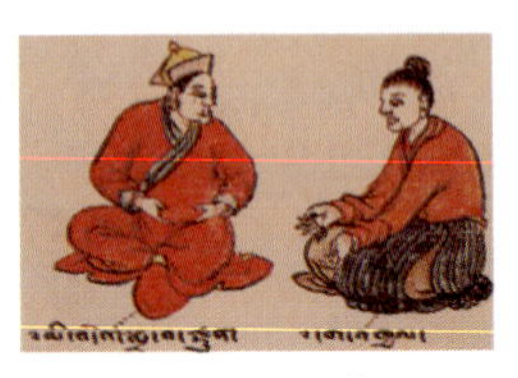

ལར་ནི་བཟང་ངན་གང་ཡིན་ཀྱང་། །དགོས་མེད་སྨྲ་བ་མང་མི་ལབ། །སྨྲ་བ་མང་ན་རླུང་ནད་སྐྱེད། །གཞན་ཡང་སྨྲ་མང་འཁྲུག་པའི་རྒྱུ། །སྨྲ་བ་ཤེས་ན་མཁས་པ་ཡིན། །རང་གཞན་ཀུན་ལ་ཕན་ཐོགས་ཡོད། །སྨྲས་པ་མི་ཤེས་གླེན་ཆིག་ལས། །ཁ་རོག་བསྡད་ན་མཛེས་པོ་འདུག །སྨྲས་པ་འགའ་ཞིག་སྨན་དུ་འགྲོ། །སྨྲས་པ་འགའ་ཞིག་དུག་ཏུ་འགྱུར། ། སྨྲས་པ་འགའ་ཞིག་དབྱེན་དུ་འགྲོ། །སྨྲས་པ་འགའ་ཞིག་བཞད་གད་རྫིད（འགྲོ）། །སྨྲས་པ་འདི་ལ་རིགས་མང་བས། །འདི་ཡི་སྐྱོན་ནི་ཤེས་པ་ལ། །ཤིན་ཏུ་རྟོག་དཔྱོད་གཏོང་དགོས་འདུག །འཇིག་རྟེན་རྩོད་པ་ཕལ་ཆེར་ཡང་། །སྨྲ་བ་ཉིད་ལ་བརྟེན་ནས་འབྱུང་། །སྨྲ་བའི་དམན་ལྷག་ལོག་གསུམ་ནི། །ཉེས་པ་གཞན་ལས་ཉེན་ཚབས་ཆེ། །འདི་ལ་ཀུན་གྱིས་གཅེས་པར་འཛིན།།

ཞེས་ནད་རྐྱེན་སྒོ་གསུམ་གྱི་སྤྱོད་ལམ་ལས་ངག་སྤྱོད་སྨྲ་བའི་སྐྱོན་ཡོན་བསྟན་ཏེ། དེ་ཉིད་དམན་ལྷག་ལོག་གསུམ་གྱི་དབང་དུ་མི་འགྲོ་བའམ་མི་དགེ་བ་བཅུ་ལས་ངག་གི་སྒོ་ནས་རྫུན་དང་། ངག་འཁྱལ། ཚིག་རྩུབ། དབྱེན་སྦྱོར་བཞི་ལས་བཟློག་དགོས་པར་གདམས།

不管好坏切不可多言，多言语导致隆病及其他疾病。说话得体乃学问，亦可造福他人。相比胡言乱语，少言寡语甚可贵。有些言语成良药，有些言语若毒药，有些言语挑拨离间，有些言语变成笑柄。言语也分很多类，应知其弊且需反思。世间众多纷争，也因言语而起，言语过度或不当，比其他过失更严重，故应谨慎言语也。

——藏曼·益西桑布

གཏེར་སྟོན་ཁམས་གཙང་འབྲུག་རྒྱལ་མཆོག་གིས།

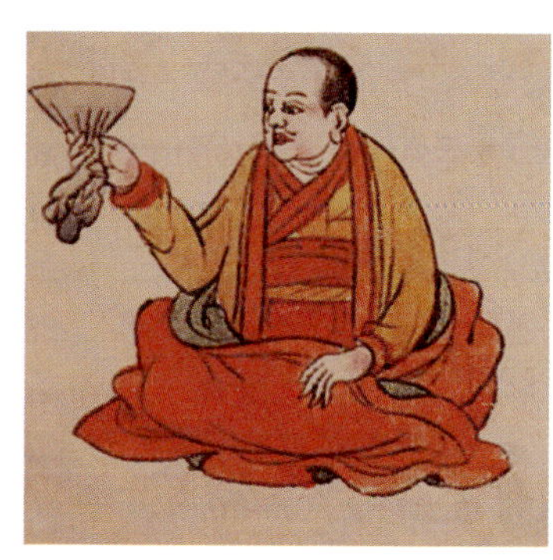

དེ་ཕྱིར་གཉན་ནད་གདུག་པའི་རིམས་གོད་ལ། །རྣམ་པ་མང་ཡང་རྒྱུད་དུ་ཆེར་མ་གསུངས། །དུས་ཀྱི་དབང་གིས་རྣམ་འགྱུར་སྣ་ཚོགས་སྟོན། །དེ་དང་བསྟུན་པའི་བཅོས་ཀྱང་ཁྱད་པར་ཆེ། །དེ་ཕྱིར་དུས་བབ་གཏེར་མ་ཟབ་ཁྱད་འཕགས། །

ཞེས་བཀའ་བསྟན་གཞུང་དུ་ཆེར་མ་གྲགས་པའི་དུས་དབང་གི་གཉན་རིམས་གདུག་ཅན་འགྲོ་བའི་སྲོག་ལ་མྱུར་དུ་འཇབ་པར་བྱེད་པ། རྣམ་འགྱུར་ནད་རྟགས་སྣ་ཚོགས་དང་མིང་དང་དབྱེ་བ་བགྲང་གིས་མི་ལང་བ་དག་ལ་བཅོས་ཚུལ་ཡང་ཁྱད་པར་གྱི་སྒོས་བཅོས་ལྟ་བུ་ངེས་པར་དགོས་པས་དེ་ལ་གཏེར་སྨན་གྱི་རྒྱལ་པོ་གུ་རུ་པདྨ་འབྱུང་གནས་མཆོག་གིས་གདམས་ཞིང་དུས་བབ་གཏེར་སྟོན་སྐལ་ལྡན་ལས་འཕྲོ་ཅན་རྣམས་ཀྱིས་གཏེར་ནས་དྲངས་པའི་གཏེར་མའི་སྨན་ཡིག་རྣམས་ནི་ཟབ་ཅིང་ཁྱད་པར་དུ་འཕགས་པར་གདམས།

瘟疫疠病虽有多种，但《四部医典》未作详述，因时势变化多端，相应的治疗方法也相差较大，故依据伏藏内容医治更恰当。

——康仓·珠嘉

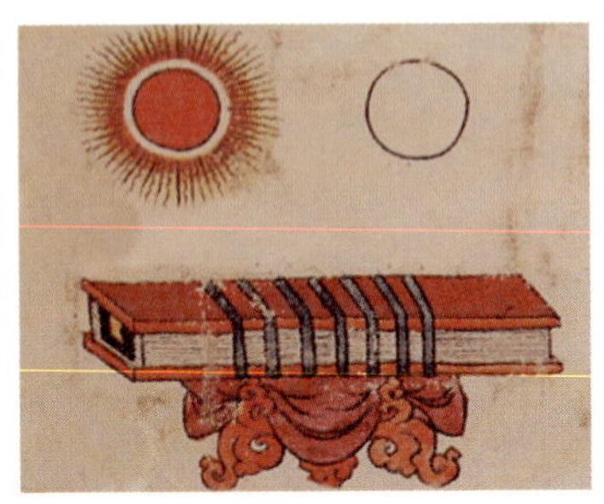

སྨན་གྱི་བྱམས་པ་ཕྲིན་ལས་མཆོག་གིས།

ལག་ལེན་བདུད་རྩི་བུམ་པ་ཆེ་ཆུང་འདི་སློབ་དཔོན་ཆེན་པོས་སྙིགས་དུས་ཀྱི་གག་ལྷོག་གཟེར་གསུམ་བལ་ནད་རྒྱུ་གཟེར་སོགས་གཉན་པརྦ་ཏས་སྲོག་གློ་བུར་དུ་འཕྲོག་པའི་རིགས་ལ་དགོངས་ཤིང་། དོན་ཡང་མཆོག་ཏུ་གྱུར། གསེར་བྲི་དངུལ་བྲི་ཟིན་བྲིས་གཅེས་བཏུས་གོང་སྨན་པའི་ཕན་བདེ་བརྒྱ་རྩ་ཆེ་ཆུང་རྣམས་མན་རྒྱུད་དང་བདུད་རྩི་བུམ་པའི་དགོངས་པ་གཞིར་བཟུང་། ཟུར་བཀོལ་གཞན་དང་རང་རང་གི་ཉམས་བཅོས་སོགས་བསྣན་པ་ཡིན།

ཞེས་གཏེར་སྨན་རྒྱལ་པོ་གུ་རུ་པདྨ་འབྱུང་གནས་ཀྱིས་མཛད་པའི་བདུད་རྩི་བུམ་པ་ཆེ་ཆུང་ནི་གཉན་རིམས་ཀྱི་བརྟག་བཅོས་ལ་ཆེས་ཟབ་ཅིང་མཆོག་ལ་ཕྱིས་ཀྱི་ཉམས་ཡིག་ཕལ་ཆེར་མན་ངག་རྒྱུད་དང་བདུད་རྩི་བུམ་པའི་དགོངས་པ་གཞིར་བཟུང་ནས་མཛད་པར་གདམས།

莲花生大师针对感染“巴尔巴达”疫病和因此丧命的问题而著的大小《甘露宝瓶》最为权威和殊胜。大小《利乐百集》等以《秘诀医典》和《甘露宝瓶》为指导依据，加之个人行医经验而成篇。

——强巴赤列

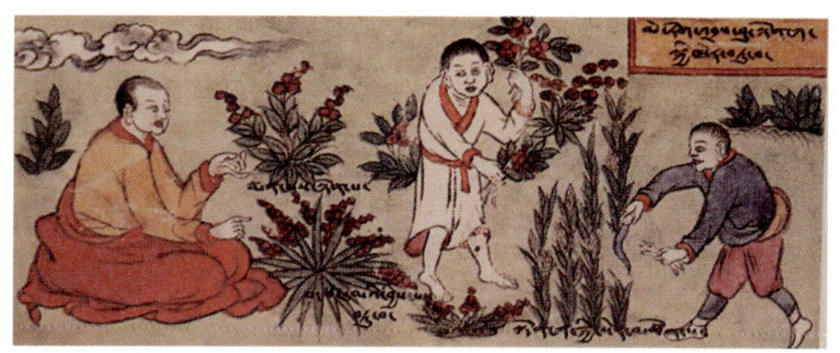

མཁས་མཆོག་ཁྲོ་རུ་ཚེ་རྣམ་མཆོག་གིས།

སྨན་རྫས་དང་སྨན་སྦྱོར་ལ་སྤུས་ཚད་མེད་ན། སྨན་བཏང་བས་ནད་པ་ལ་ཕན་ཐོགས་ཆུང་ཞིང་། ནད་པ་ལ་ཕན་ཐོགས་མེད་ན། སྨན་དང་སྨན་པ་ཡང་དགོས་པ་མེད་པ་ལྟ་བུ་གྱུར་བས། སྨན་རྫས་དང་སྨན་སྦྱོར་གྱི་སྤུས་ཚད་ལ་ངེས་པར་དུ་དོ་སྣང་བྱེད་དགོས།

ཞེས་ཁྲོམ་རའི་དཔལ་འབྱོར་གྱི་དུས་སྐབས་འདིར་དེ་བས་འགྲོ་བའི་སྲོག་འཛིན་བདུད་རྩི་སྨན་གྱི་རྫས་དང་སྨན་སྦྱོར་ལག་ལེན་གྱི་སྤུས་ཚད་ལ་ངེས་པར་འགན་ལེན་དགོས་ཤིང་། དེ་ནི་བོད་ལུགས་གསོ་རིག་གི་མཚན་སྙན་དང་ཐད་ཀར་འབྲེལ་བ་ལྡན་པར་གདམས།

若无法保证药材和配方药的质量，使用则功效甚微。若无法消除病人之痛，药品和医者就失去了价值，故应重视药材及配方药的质量。

——措如 · 才郎

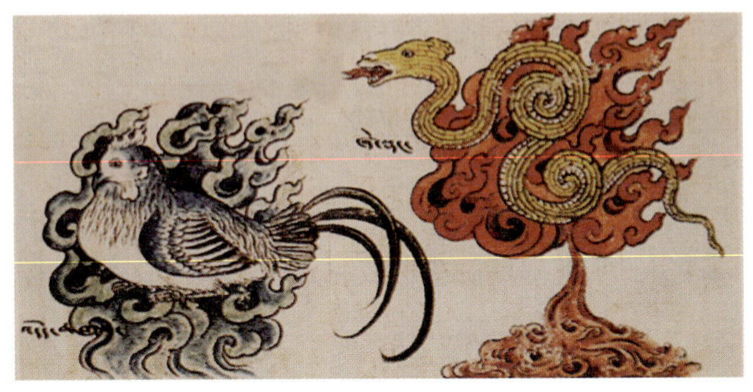

མཁན་ཆེན་ཚུལ་ཁྲིམས་རྒྱལ་མཚན་མཆོག་གིས།

ཕྱི་ལུས་ཀྱི་ནད་འདུ་བ་འཁྲུགས་པའི་ཐུག་རྫས་མཐར་བ་དང་། ནང་སེམས་ཀྱི་ནད་ཉོན་མོངས་དུག་ལྔ་དུག་གསུམ་འཁྲུགས་ནས་འདོད་པ་བྲལ་ཞིང་། མི་འདོད་པ་ཐོག་ཏུ་བབས་པས་སེམས་ཞུམ་ཞིང་ཡིད་སྨུག་པ། འཇིགས་སྐྲག་དངངས་གསུམ་སོགས་སྡུག་བསྔལ་སྣ་ཚོགས་ཀྱིས་བདེ་བའི་གོ་སྐབས་འཕྲོག་པ་སྟེ་གཉིས་ཡིན། ནད་དེ་གཉིས་གཅིག་ལ་གཅིག་བརྟེན་རྒྱུ་འབྲས་ཀྱི་ཚུལ་དུ་འབྲེལ་བ་ཡིན་པས་བཅོས་པའི་ཚེ་ཡང་ཟུང་འབྲེལ་དུ་བཅོས་དགོས་ཤིང་དེ་ལས་ཀྱང་སེམས་ཀྱི་ནད་བཅོས་པ་གཙོ་ཆེ་སྟེ་མཐར་ཐུག་ལུས་ཀྱི་ནད་ཀྱི་རྩ་བ་སེམས་ཀྱི་ཉོན་མོངས་ཡིན་པས་དེ་མ་བཅོས་ན་སྨན་དཔྱད་ཀྱིས་ནད་གནས་སྐབས་བཅོས་ཐུབ་ཀྱང་གཏན་འགོག་བྱེད་མི་ཐུབ།།

ཅེས་ལུས་སེམས་ཀྱི་ནད་གཉིས་གཅིག་ལ་གཅིག་བརྟེན་ཡིན་པས་གཉིས་ཀ་ཟུང་འབྲེལ་དུ་བཅོས་ཤིང་། དེ་བས་སེམས་ནད་བཅོས་པ་གལ་ཆེ་བར་གདམས།

病有两种，身体外部疾病因“聚物”之乱引起病症；而内心疾病因“无明、五毒、三毒”之乱，导致求之不得、厌之即来，使心灰意冷、恐惧等各种痛苦填满内心。两种疾病相互依托，呈因果关系，治疗时要兼顾并行，尤以心病治疗为主。总而言之，身体疾病的根本为心之无明，若不治心病而只用药物外治法，即使在短期内治愈病症，也无法根除病因。

——慈诚坚赞

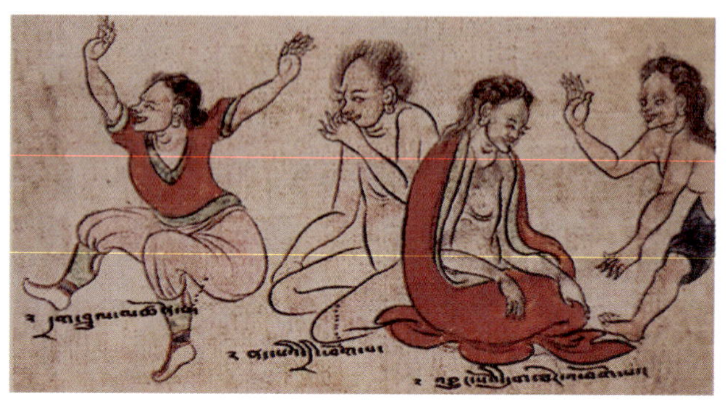

སློབ་དཔོན་བསྟན་སྲུང་གྲགས་པ་མཆོག་གིས།

སྒོ་ནད་སྤྱི་ཡི་མཚན་མ་ལ། །སློ་བ་བད་ཀན་ཡུལ་ཡིན་པས། །དབྱར་དུས་བདེ་ལ་དགུན་དུས་ན། །ཐོག་མར་གྲང་རྟགས་ལྡན་ཡང་སྲིད། །ཉིན་པར་བདེ་ལ་མཚན་མོ་ན། །སློ་བའི་རིམས་དུག་སྡུག་པ་འདི། །ཆྲངས་པ་རིམས་དྲི་ཁ་སྣར་འཇུག །རིག་པ་ལས་ཀྱང་འགོ་བར་གསུངས། །དཔལ་ལྡན་རྒྱུད་རྒྱལ་དགོངས་པ་ལས། །རིམས་ནད་ཀུན་ལས་རྒྱལ་བའི་ཕྱིར། །ཁ་སྣ་བུ་གའི་སྒོ་ཀུན་སྲུང་། །ཞེས་པས་ཁ་རས་ལེགས་པར་རྒྱབས། །བ་སྤུའི་སྒོ་སྲུང་བྱུག་པ་ལ། །ཙན་དན་མར་ཁུའི་སྦྱོར་སོགས་དང་། །ཁ་སྣའི་སྒོ་ཡི་སྲུང་བ་ལ། །བཙན་དུག་སླ་རྩེ་སུ་ཟེ་དང་། །ཤུ་དག་གུ་གུལ་དཀར་ནག་དང་། །སྒོག་སྐྱ་ཁྲིལ་བུའི་ཐུམ་བུ་དེ། །སྐེར་བཏགས་སྣ་སྒོར་བདུག་པ་ཡིས། །རིམས་ནད་སྐལ་པའི་མེ་འབར་ཡང་། །རང་ལུས་རྡོ་རྗེ་ལྟར་སྲུང་གསུངས། །རིམས་ཞེས་འགོ་བས་མི་ཚོགས་ཁྲོད། །འགྲོ་བ་སྤང་རྒྱུ་ཀུན་གྱིས་ཤེས། །གལ་སྲིད་འགྲོ་དགོས་བྱུང་བ་ན། །ཟས་ཀྱིས་འགྲངས་རྫོམས་གོང་བསྲུང་བྱ། །དུས་ཐུག་བདུད་རྩིས་སྒོ་དགུ་བསྡམ། །

肺乃培根生息地，夏季好转冬季重，初期可能显寒症，白天好转夜间重，肺部严重感染疫病毒，病毒邪气口鼻入，接触也会被传染。《四部医典》论载道，战胜众疫之方法，严防口鼻毛孔门，平常要戴口罩等；毛孔严防之方法，涂抹檀香酥油等；口鼻严防之方法，乌头麝香与硫磺，黑白菖蒲安息香，蒜粒汇集之锦囊，戴于脖子或闻之，不必惧恐众疫病。因疫具有传染性，严禁行至人多处。如需行至人多处，必先事先用上法，届时使用甘露护九门。

——旦松扎巴

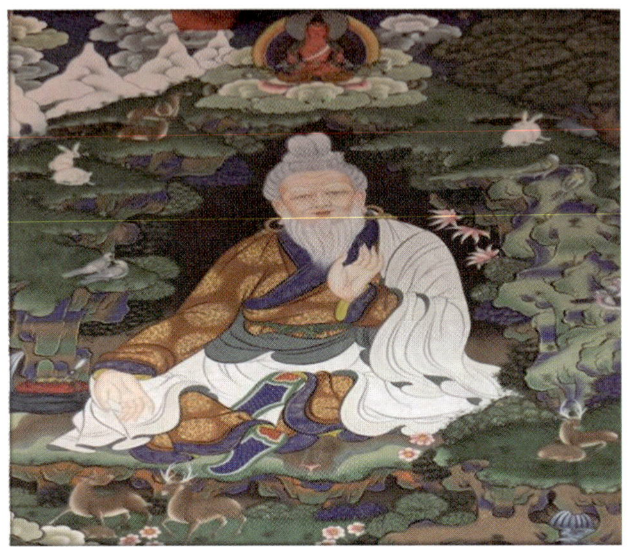

༄། །རིམས་སྲུང་ཞལ་གདམས་བརྒྱ་རྩ་བརྒྱད་ལས་མཐའ་མར་དགེ་བ་གསོ་རིག་བསྟན་རྒྱས་སྨོན་ལམ།

སློབ་དཔོན་གོ་འཇོ་དབང་འདུས་མཆོག་གིས།

༄། །ཨོཾ་ཨ་ཧཱུྃ། །བདེ་གཤེགས་སྨན་བླའི་གསང་གསུམ་ཡོན་ཏན་རྣམས། །གཅིག་བསྡུས་གངས་ཅན་སྨན་པའི་རྗེར་བསྟན་པའི། །གཡུ་ཐོག་པ་ཞེས་གྲགས་པ་གསར་རྙིང་གི། བདེན་མཐུས་གངས་ལྗོངས་གསོ་རིག་དར་གྱུར་ཅིག །གང་གི་འཕྲིན་ལས་ལྗོངས་འདིར་སྤེལ་བའི་མགོན། །རྣམ་རྒྱལ་གྲགས་བཟང་ཨ་པོ་ཆོས་ཀྱི་རྗེ། །བྱང་ཟུར་གཉིས་ཞེས་ཟླ་མེད་ཤིང་རྟ་ཆེའི། །བདེན་མཐུས་གངས་ལྗོངས་གསོ་རིག་དར་གྱུར་ཅིག །སྙིགས་མའི་དུས་

འདིར་རྗེ་བཙུན་གཡུ་ཐོག་པ། །སླར་ཡང་ལྗོངས་འདིར་ཕྱོན་དང་སྒོ་མཚུངས་པའི། །མི་དབང་པཎ་ཆེན་བུདྡྷ་སྦ་ར་ཡི། །བདེན་མཐུས་གངས་ལྗོངས་གསོ་རིག་དར་གྱུར་ཅིག །སྙོ་ཊའི་ཚེ་རིག་རྟ་བདུན་དབང་པོ་ཉིད། །ནུབ་རིར་གཞོལ་ཉེར་ཤར་རིར་འདྲེན་མཛད་མཁན། །རྒྱལ་བའི་ལྷ་སྨན་མཁྱེན་རབ་ནོར་བུ་ཡི། །བདེན་མཐུས་གངས་ལྗོངས་གསོ་རིག་དར་གྱུར་ཅིག །

ཅེས་ཚིགས་སུ་བཅད་པ་སྡེ་བཞིའི་གྲངས་ལྡན་གྱི་སྨོན་ཚིག་འདི་ཉིད་རང་སློབ་འཇིགས་མེད་ནས་བྲི་དགོས་ཞེས་བསྐུལ་བ་ལྟར་ཚེ་རིག་འཛིན་པ་གོ་འཇོ་དབང་འདུས་ཀྱིས་བྲིས་པས་དེ་བཞིན་དུ་འགྲུབ་པར་གྱུར་ཅིག །སརྦ་མངྒ་ལཾ། །

一切正理集于一身者，藏医医祖新老宇妥也，承蒙二者精深之医理，愿使藏医蓬勃大发展；功勋福惠这片大地者，南北派的创始先贤也，承蒙二者精深之医理，愿使藏医蓬勃大发展；犹如宇妥先贤之真身，再度重生高原大地也，承蒙桑杰嘉措之医理，愿使藏医蓬勃大发展；藏医传承璀璨之明珠，犹如太阳东山升起般，承蒙钦热诺布之医理，愿使藏医蓬勃大发展。

——贡觉·旺堆

ཟབ་མོ་གཏེར་སྨན་གྱི་ཁྱད་ཆོས་འདོན་སྤེལ་གྱིས་གཉན་རིམས་གདུག་ཅན་གྱི་བརྟག་བཅོས་ལ་འཇུག་པའི་གྲོས་འདེབས་གཉན་འདུལ་བ་ཡི་དྲི་དང་།

པན་ཟུར་འཇིགས་མེད།

ནང་དོན་གནད་བསྡུས། དཔྱད་རྩོམ་འདིའི་ནང་རང་རེ་བོད་ལུགས་གསོ་རིག་གི་གྲུབ་ཆ་གལ་ཆེན་ཉེ་བརྒྱུད་ཟབ་མོ་གཏེར་སྨན་གྱི་ལུགས་གཙོ་བོར་བྱས་ཏེ། རྒྱུན་སྤྱོད་ལམ་ཉེས་པ་ཤས་ཆེ་བ་ལས་བྱུང་བའི་གདུག་ཅན་གཉན་རིམས་སྤྱི་དང་ཁྱད་པར་གཉན་རིམས་གློ་ཚའམ་གཉན་གཟེར་ཐུང་གི་བརྟག་བཅོས་སོགས་ཀྱི་སྐོར་སྤྱི་བཤད་ཀྱི་ཚུལ་དུ་གླེང་ཞིང་། དེ་བས་དུས་བབས་གཉན་རིམས་ཀྱི་གཉེན་པོར་འགྱུར་སླམ་པའི་གཏེར་སྨན་འགའ་ཞིག་ཟུར་བཀོན་དང་དེ་དག་གི་མན་ངག་བསྟེན་ཐབས་སོགས་ཀྱི་སྐོར་ལ་དཔྱད་གླེང་གིས་གཉན་རིམས་ཀྱི་བརྟག་བཅོས་ལ་ཟབ་མོ་གཏེར་སྨན་གྱི་ཁྱད་ཆོས་རྒྱུན་འཛིན་དང་། ཞིབ་འཇུག་འདོན་སྤེལ་དགོས་པའི་རེ་སྐུལ་ཞུས་ཡོད།

བརྡ་ཆད་གཙོ་བོ། གཏེར་སྨན། གཉན་རིམས། གཉན་རིམས་གློ་ཚ། གཉན་གཟེར་ཐུང་།

ཨོཾཨཱཧཱུྃ།

གཏེར་སྨན་སྤྲོལ་འབྱེད་གུ་རུ་མཚོ་སྐྱེས་དང་།།

གཏེར་སྟོན་བརྒྱ་རྩའི་ཐུགས་བསྐྱེད་རྨད་བྱུང་ལས།།

གཏེར་བྱོན་ཟབ་གསང་སྨན་སྔགས་རིམས་སྲུང་སོགས།།

གཏེར་མས་འགྲོ་དོན་མཛད་རྣམས་ཕྱག་གི་ཡུལ།།

གཏེར་ལས་བྱུང་བའི་ཟབ་ཁྱད་གདམས་པ་དང་།།

གཏེར་མཛོད་སྨན་ཡིག་དགོངས་དོན་ཅུང་འཆད་ལ།།

གཏེར་སྲུང་རྣམས་ཀྱིས་གནང་བ་སྩོལ་དང་ལྡན།།

གཏེར་གྱི་ཕྲིན་ལས་ཡངས་པས་གཉན་འདུལ་ཤོག།

ཅེས་རང་ཅག་བོད་ཀྱི་རིག་ནས་ཀྱི་ཁྱབ་ཁོངས་སུ་གྱུར་ཞིང་། ཁྱད་པར་བོད་ཀྱི་གསོ་བ་རིག་པའི་ཐུན་མིན་གྲུབ་ཆ་གལ་ཆེན་ཞིག་སྟེ། ཟབ་མོ་གཏེར་སྨན་གྱི་ཤིང་རྟའི་སྤྲོལ་འབྱེད་དང་སྤྲོལ་འཛིན་རྣམས་ལ་སྒོ་གསུམ་བཏུད་པ་སོགས་ཀྱིས་སྟུན་བསུས་ཏེ། གང་སྤྲིང་བར་བྱ་བའི་གཞི་ནི། དེང་ནད་སྙིང་རྐྱེན་གཉིས་ཏེ། ཟས་སྤྱོད་མི་འཚམས་པ་ལ་བརྟེན་ནས་བྱུང་བའི་གཉན་རིམས་གདུག་ཅན་ཏོག་（སྦྲོག）དབྱིབས་ནད་དུག་རབ་ཏུ་མཆེད་པའི་དུས་སྐབས་འདིར་རང་རེ་བོད་ལུགས་གསོ་རིག་འཛིན་པ་རྣམས་ཀྱིས་རྒྱུད་དང་ཉམས་ཡིག་ཁག་གི་གསོ་བཅོས་ཕྱག་བཞེས་ཙམ་མ་ཡིན་པར་རང་ལུགས་ཀྱི་ཐུན་མིན་བརྟག་བཅོས་ཏེ། ཟབ་མོ་གཏེར་སྨན་གྱི་ཁྱད་ཆོས་ལེགས་པར་འདོན་སྤེལ་དང་རྒྱུན་འཛིན། ཕྱག་ལེན་བཅས་ཀྱི་སྒོ་ནས་གཉན་རིམས་གདུག་ཅན་དག་དང་

གཡུལ་ངོ་སྤྲོད་རྒྱུའི་སྔ་གོན་དགོས་པའི་སྐོར་ཡིན་ཞིང་། དེ་ལ་ཡང་ཟབ་མོ་གཏེར་སྨན་གྱི་ངོ་སྤྲོད་སྤྱི་བསྡུས་དང་། དེ་ལས་བསྟན་པའི་གཉན་རིམས་ཀྱི་ཐུན་མིན་བཏག་བཅོས། དེ་དག་གཏེར་གཞུང་སོགས་ནས་ཇི་བཞིན་གསུངས་པ་ལྟར་ལག་ལེན་དགོས་ཚུལ་བཅས་ས་བཅད་ཆེན་པོ་གསུམ་གྱི་སྒོ་ནས་བསྟན་པར་འདོད་དོ།།

ས་བཅད་དང་པོ། ཟབ་མོ་གཏེར་སྨན་གྱི་ངོ་སྤྲོད་སྤྱི་བསྡུས་སུ་བསྟན་པ།

དེ་ཡང་མཁས་མཆོག་ཁྲོ་རུ་ཚེ་རྣམ་རིན་པོ་ཆེའི་ཞལ་སྔ་ནས། བོད་ཀྱི་གསོ་བ་རིག་པ་ནི། རིང་བརྒྱུད་བཀའ་མ། ཉེ་བརྒྱུད་གཏེར་མ། ཟབ་མོ་དག་སྣང་གི་བརྒྱུད་པ་སྟེ། བརྒྱུད་སྲོལ་གྱི་ཆུ་བོ་ཆེན་པོ་རྣམ་པ་གསུམ་ལྷན་ཅིག་ཏུ་འདུས་པའི་གསོ་རིག་གི་རྒྱ་མཚོ་ཆེན་པོ་ཞིག་ཡིན་ཞེས་དང་། སྔར་རིན་ཆེན་གཏེར་མཛོད་ཀྱི་གྲས་སུ་བཞུགས་པའི་བོད་ལུགས་གསོ་རིག་གི་དཔེ་རྙིང་། ཇོར་འབུམ་ཆོས་གྲགས་ཀྱི་གཏེར་བྱོན་བདུད་རྩི་བུམ་པའི་རྒྱུད་མ་ལག་དང་བཅས་པ་ནི། བོད་ཀྱི་སྨན་གཞུང་ནང་གི་གཙོ་ཆེ་བའི་གྲས་ཤིག་ཡིན་པ་དང་། གཞན་ཡང་རྒྱ་བན་རྡོ་རྗེ་དབང་ཕྱུག་གི་གཏེར་བྱོན་འོད་ལྡན་རྟག་ཏུའི་བཅུད་ལེན་དང་། དབང་པོ་ལག་པའི་བཅུད་ལེན། ཤུག་འབྲུའི་བཅུད་ལེན་སོགས་ལུས་བྲངས་གསོ་ཞིང་སྐྱིད་པའི་བཅུད་ལེན་སྐོར་གྱི་སྨན་སྦྱོར་ཟབ་གནད་

ཅན་ཁག་མང་། སྔགས་འབུམ་རྡོ་རྗེ་གོ་ཁྲབ་དང་། སྐལ་ལྡན་བྱིས་པའི་གྲུ་གེ་ཆིག་དྲིལ་སོགས་གག་ལྷོག་གཉན་རིམས་སོགས་ཀྱི་བཙོས་ཐབས་ཤིན་ཏུ་ཟབ་པ་དང་། འགོས་ནད་སྔོན་འགོག་དང་སྲུང་བར་བྱེད་པའི་རྫས་སྔགས་ཀྱི་སྦྱོར་བའི་རིགས་ཟབ་ཁྱད་ཅན་ཡིན་པ་དང་། སྦྱར་ཟིན་གྱི་སྨན་རྣམས་ཚུལ་བཞིན་དུ་བསྒྲུབས་ནས་ནུས་པ་སྐྱེད་པར་བྱེད་པའི་ཐབས་གཡུ་ཐོག་སྙིང་ཐིག་གི་ཆ་ལག་དང་བཅས་པ། རྒྱུད་བཞིར་ཡོངས་སུ་མ་གྲགས་པའི་དབྱུག་བཙོས་ཀྱི་སྐོར་སོགས་ལག་ལེན་དངོས་ཀྱི་ཐོག་ལ་ཤིན་ཏུ་མཁོ་གལ་ཆེ་ཞིང་མེད་ཐབས་མེད་པའི་དཔེ་རྙིང་ཐོར་བུ་མང་པོ་བཞུགས། ཞེས་གསུངས་པ་ལྟར་ཟབ་མོ་གཏེར་སྨན་ནི་རང་ལུགས་གསོ་རིག་གི་ཐུན་མིན་གྲུབ་ཆ་ཞིག་ཡིན་ལ་འདིར་ཁོ་བོས་བརྗོད་པའི་གཏེར་སྨན་ཞེས་པ་ནི་གཏེར་མ་ལས་བྱུང་བའི་ཞི་བྱེད་སྨན་རྐྱང་པ་ལ་གོ་བ་མ་ཡིན་ཞིང་། གཏེར་སྨན་ཏེ། ཞི་སྦྱོང་སྨན་དང་། དཔྱད། ཟབ་མོ་སྔགས། སྲུང་འཁོར། བདུག་པ། བྱུག་པ། སྒྲུབ་ཐབས། ལས་ཚོགས་སོགས་ནད་གདོན་ཞི་བའི་སྨན་ཡིག་རྣམས་ལ་བྱ་ཞིང་། གཏེར་མ་ཞེས་པ་ལ་ཡང་། བདག་ཅག་གི་སློབ་དཔོན་གོ་འཇོ་དབང་འདུས་མཆོག་གི་ཞལ་སྔ་ནས། སྐྱེ་རྒུ་རྣམས་ཀྱི་ཕན་བདེའི་རྩ་ལག་རྒྱལ་བའི་གསུང་རབ་རིན་པོ་ཆེ་འབྱུང་བ་བཞི་དང་མུ་སྟེགས་སོགས་ཀྱིས་འཇིག་མི་ནུས་པ་དང་། གདམས་ངག་ལ་བསླད་མི་ཞུགས་པ། བྱིན་རླབས་མི་ཡལ་བ། བརྒྱུད་པ་ཐག་ཉེ་བ་སོགས་འཇིག་རྟེན་གྱི་ཁམས་སུ་དམ་ཆོས་

མི་ནུབ་པར་རྒྱུན་རིང་འགྲོ་དོན་འབྱུང་བའི་ཕྱིར། སངས་རྒྱས་བྱང་སེམས་རྣམས་ཀྱིས་ཐུགས་ནས་ཐུགས་སམ་རི་བྲག་ཆུ་གླིང་སོགས་སུ་མི་འཇིག་པའི་ཕྱག་རྒྱས་བཏབ་ནས་གཏེར་དུ་སྦས་ཤིང་། སྣོད་དུས་སུ་བབ་པའི་ཚེ་འཕགས་བོད་ཀྱི་སྐྱེས་ཆེན་དམ་པ་རྣམས་ཀྱི་དགོངས་པའི་ཀློང་ནས་རྩོལ་བའམ་རི་བྲག་གི་ཁོང་གསེང་སོགས་ནས་གདན་དྲངས་པའི་ཟབ་ཆོས་རྣམས་ལ་གཏེར་མ་ཞེས་བྱ། ཞེས་བཀའ་གནང་བ་ལྟར་རོ།།

ཕྱིར་གཏེར་ཞེས་པའི་དོན་ནི་མཛོད་དང་། ངོ་བོ་ནི་ཟད་མི་ཤེས་པ་དང་། མཚོན་དཔེ་ནི་ཡིད་བཞིན་ནོར་བུ་ལྟ་བུར་འཇུག་ཅིང་། བྱེ་བྲག་གཏེར་མ་ཞེས་པ་ནི་གཙོ་བོ་གཏེར་ནས་བཞེས་པའི་དམ་རྫས། ཆོས་དང་ནོར། སྨན་དང་རྟེན། བཟོ་རིག་སོགས་འདུས་པའི་ཐུན་མོང་སྐལ་ལྡན་རྗེས་སུ་འཛིན་པའི་སྐོར་རྣམས་ཡིན་ཞིང་། དེ་ལ་གསང་གཏེར་དང་། ཟབ་གཏེར། ཐུགས་གཏེར། དགོངས་གཏེར། རྫས་གཏེར། གཏེར་ཕྲན་སོགས་རིགས་དབྱེ་བཅོ་བརྒྱད་ཙམ་ཡོད་ཀྱང་རྒྱས་པར་མི་སྤྲོ། གཏེར་ཡིག་ཕྱི་དང་། བྱེ་བྲག་ཁྱད་པར་དུ་གཏེར་སྟོན་རྣམས་ནི། གཏེར་སྟོན་གྱི་ཤིང་རྟ་ཆེན་པོ། བཀའ་དྲིན་ཟླ་མེད་གུ་རུ་པདྨ་འབྱུང་གནས་ཀྱིས་མ་འོངས་སྙིགས་དུས་ཀྱི་འགྲོ་བ་རྣམས་ཀྱི་དོན་དུ་བོད་ཀྱི་རི་བྲག་ཆུ་ཤིང་དང་ནམ་མཁའི་དབྱིངས་སོགས་དུ་མར་མཁའ་འགྲོའི་གཏད་རྒྱ་དང་བཅས་མི་མངོན་པར་རྒྱས་བཏབ་ནས་གཏེར་དུ་སྦས་པ་རྣམས་འགྲོ་དོན་དུས་ལ་བབས་པའི་ཚེ་ལུང་བྱིན་གཏེར་

སྟོན་དག་གིས་གཏེར་ནས་གདན་དྲངས་པའི་གཏེར་སྟོན་རྗེར་འབུམ་ཆོས་གྲགས་ཀྱི་གཏེར་ཐོན་བདུད་རྩི་བུམ་པ་ཆེ་ཆུང་དང་། གཏེར་སྟོན་སྐལ་ལྡན་བྱིས་པའི་གཏེར་ཐོན་གཉན་གག་ལྡོག་གཟེར་གསུམ་གྱི་གཅུན་འཁོར་ནག་པོའམ་གུ་གེ་ཆིག་དྲིལ། གཏེར་སྟོན་རྒྱ་ཞང་ཁྲོམ་གྱི་གཏེར་མ་གྲི་ཐོར་བཅོས་པའི་མན་ངག གཏེར་སྟོན་ར་མོ་ཤེལ་སྨན་གྱི་གཏེར་ཐོན་ཆུ་བཅོས་ཤིན་ཏུ་གབ་རྒྱ་ཟབ་གནད་གསང་བ་མཁའ་འགྲོའི་ཡིག་ཅན་སོགས་སྙིགས་དུས་ཀྱི་ནད་ངན་གདུག་པ་ཅན་གཉན་རྒོད་རིམས་ནད་འཇོམས་པར་བྱེད་པའི་སྔགས་དང་སྨན་གྱི་ལས་ཚོགས་བཞུགས་པའི་གཏེར་ཆོས་རྣམས་ལ་བྱའོ།།

དེ་རྣམས་ཀྱང་བཤད་བརྒྱུད་ཀ་ཆེན་འདེགས་པའི་བཀའ་ཆེན་བཅུ་ཕྲག་དང་སྒྲུབ་བརྒྱུད་ཆུ་བོ་འདྲེན་པའི་ཤིང་རྟ་ཆེན་པོ་བརྒྱད་སོགས་གངས་རིའི་ལྗོངས་ཀྱི་རྒྱལ་བསྟན་རིས་སུ་མ་ཆད་པ་ཡོངས་སུ་རྫོགས་པའི་རིང་ལུགས་དྲི་མེད་བཤད་སྒྲུབ་གདམས་པ་རྒྱ་མཚོས་ཡོངས་སུ་གཏམས་པའི་བདག་ཉིད་ཅན་པདྨ་གར་དབང་བློ་གྲོས་མཐའ་ཡས་སམ་འཇམ་མགོན་ཀོང་སྤྲུལ་ཡོན་ཏན་རྒྱ་མཚོ་མཆོག་གི་ཐུགས་རྗེ་ལ་བརྟེན་ནས་སྤྱི་ལོའི་དུས་རབས་བཅུ་དགུའི་ནང་བསྒྲིག་བཅད་བཟར་གསུམ་གྱི་སྒོ་ནས་གཏན་འབེབས་ཕྱོགས་སྒྲིག་དང་ཆོས་བཀའ་འདིའི་བརྒྱུད་པའི་ཇོད་མ་ཉམས་པར་སྨིན་གྲོལ་རབ་ཏུ་མཛད་དེ་ཡོངས་གྲགས་སུ་རིན་ཆེན་གཏེར་མཛོད་ཆེན་མོ་ཞེས་པོད་ཆེན་དྲུག་ཅུ

རི་གསུམ་མམ་རི་བཞིའི་བདག་ཉིད་ཅན་བཞུགས་པ་དེ་ཉིད་ལགས་ཤིང་། འཇམ་མགོན་ཀོང་སྤྲུལ་རིན་པོ་ཆེ་སྐུ་ངོ་མས། རིན་ཆེན་གཏེར་གྱི་ཆོས་མཛོད་ཆེན་མོར་ཇི་ལྟར་བཞུགས་པའི་དཀར་ཆག་དང་། སྨིན་གྲོལ་རྒྱབ་རྟེན་དང་བཅས་པའི་བརྒྱུད་ཡིག་དངོས་གྲུབ་སྒོ་བརྒྱ་འབྱེད་པའི་ལྡེའུ་མིག་ཅེས་བྱ་བ་མཛད་དོ། །དེ་ཉིད་དང་ཕྱིས་བྱོན་གཏེར་མ་འགའ་དང་བཅས་པའི་པོད་བརྒྱ་དང་བཅུ་གཅིག་གི་བདག་ཉིད་ཅན་ལ་གཞི་བཅོལ་ཏེ་གཉའ་བློ་གྲོས་རྒྱལ་མཚན་མཆོག་གིས་གསོ་དཔྱད་དང་འབྲེལ་རིགས་དཔེ་ཚན་ཞི་དྲུག་ཙམ་ཕྱོགས་གཅིག་ཏུ་བསྡེབས་ཏེ་རིན་གཏེར་སྨན་ཡིག་གཅེས་བཏུས་ཞེས་༡༨༨༧ལོར་སི་ཁྲིན་མི་རིགས་དཔེ་སྐྲུན་ཁང་ནས་ཡོངས་ཁྱབ་པར་སྐྲུན་གནང་བ་བཅས་ཟབ་མོ་གཏེར་མ་དང་གཏེར་སྨན་གྱི་ངོ་སྤྲོད་ཆེས་བསྡུས་པའི་ཚུལ་དུའོ། །

ས་བཅད་གཉིས་པ། གཏེར་སྨན་སོགས་ཀྱི་དགོངས་པ་ལྟར་གཉན་རིམས་ཀྱི་བརྟག་བཅོས་སོགས་བསྟན་པ།

༼༡༽ རྒྱུ་བསྟན་པ།

དེ་ཡང་འགྲོ་བའི་ལུས་འདི་ཉིད་སྲིན་གྱི་གོང་བུ་ཞིག་སྟེ། བཀའ་འགྱུར་ལས། ཕུང་པོ་ནི་སྲིན་གྱི་ཕུང་པོའོ། །ཞེས་གསུངས་ཤིང་། དེ་ཐམས་ཅད་ཀྱང་རྣམ་པར་མ་འགྱུར་བའི་གནས་སྐབས་སུ་ལུས་ཆགས་གནས་འཕེལ་བའི་གྲོགས་བྱེད་ཅིང་། རྐྱེན་གྱིས

རྣམ་པར་གཡོས་ཆེ་ལུས་མ་རུངས་པར་བྱེད་པ་ནི་མངོན་སུམ་ཚད་མས་གྲུབ། དེ་ལྟར་གཉན་རིམས་སྤྱིའི་རྒྱུ་ཡང་འགྲོ་བའི་ལུས་ལ་ལྷན་སྐྱེས་སུ་ཁྲག་ལ་གནས་པའི་དུག་ཅན་གྱི་སྲིན་བུ་བདུན་ཡོད་དེ་མདོག་ཟངས་ལྟར་དམར་ཞིང་དབྱིབས་མོ་ཁབ་ལྟར་ཀླུམ་ལ་ཕྲ་བ་ལ་བལྟ་བས་མི་མངོན་པ་སྟོབས་སྐད་ཅིག་མ་ཙམ་ལ་མགོ་ནས་རྐང་མཐིལ་བར་ཁྱབ་པར་རྒྱུ་ནུས་པ། རྐྱེན་གྱིས་མ་བསྒྱུར་ན་སྒྱུ་རྩལ་སོགས་སྟོབས་སྐྱེད་ཀྱི་གྲོགས་བྱེད་ལ་བསྒྱུར་ན་ལུས་ཟུངས་ཟློས་པས་གནོད་པར་བྱེད་པའི་སྲིན་ཉིད་ཡིན་ནོ། །དེ་ཉིད་བདུད་རྩི་སྙིང་པོ་ཡན་ལག་བརྒྱད་པ་གསང་བ་མན་ངག་རྒྱུད་ཀྱི་དགོངས་པ་སྟེ། རྒྱུ་ནི་ཁྲག་གནས་དུག་ཅན་སྲིན་བུ་བདུན། །ཟངས་ལྟར་དམར་ཞིང་ཕྲ་ལ་བལྟར་མི་མངོན། །སྐད་ཅིག་ཙམ་ལ་མགོ་རྐང་ཁྱབ་རྒྱུ་ནུས། །ཞེས་དང་། ཁྲག་སྲིན་རྐང་མེད་ཀླུམ་ལ་དམར་བ་སྟེ། །ཁྲག་ལ་གནས་ཤིང་རྩ་ནང་ཀུན་ཏུ་རྒྱུག །གཉན་ནད་ཀུན་གྱི་རྒྱུ་དང་མཛེ་ནད་བྱེད། །ཀླད་སྲིན་ཡ་མ་དཀར་ནག་དེ་ལས་བྱུང་། །ཞེས་གསུངས་ཤིང་། དོན་དུ་ནི་ཁྲག་ལ་གནས་པའི་དུག་ཅན་སྲིན་བུ་བདུན་ཉིད་ཡིན། དེ་ལ་དུག་ཅན་སྲིན་བུ་བདུན་ཞེས་རྒྱུད་འགྲེལ་རྣམས་ལས་དངོས་སུ་མ་བསྟན་ལ་ཉམས་ཡིག་པལ་ཆེར་དུ་ཐ་སྙད་ཀྱི་སྒོ་ནས་རྣམ་གྲངས་མཛད་པ་མཇལ་དུ་མེད་ཀྱང་། དམིགས་བསལ་ཕྱུག་རྗེར་མགོན་པོས། དཔལ་ལྡན་རྒྱུད་ཀྱི་གག་ལྡོག་བཅོས་སྐབས་ན། །རྒྱུ་ནི་ཁྲག་གནས་དུག་ཅན་སྲིན་བུ་བདུན། །དེའི་རྣམ་གྲངས་བསྟན་བཅོས་བརྒྱད་པ་ལས། །

ནད་གཞིའི་གནས་ཀྱི་སྲིན་གྱི་སྐབས་ནས་བྱུང་། །དེའི་མིང་ནི་རྣམ་བདུན་ཏེ། །༡རྒྱུ་མ་ཟ་དང་༢ཕྲོ་ནང་འཁྱིལ། །༣སྙིང་གསུམ་པ་༤ཚན་ཆེན་པོ་དང་། །༥མིག་སྔོན་རྒྱུ་དང་༦འཛག་མ་འདྲ། །༧དྲི་ཞིམ་ཞེས་བྱ་དེ་རྣམས་ནི། །ཞེས་གསལ་ཁ་གཏོད་པར་མཛད། །གཞན་གཏེར་མའི་ལུགས་ལྟར་ན། གུ་རུའི་བདུད་རྩི་བུམ་ཆུང་ལས། ཁོང་སློག་ནག་པོ་གཉན་གྱི་ནད། །འདི་ལ་གནས་ནི་ནམ་མཁའ་ལ་གནས། །མི་ལ་བབས་ན་ནད་རིགས་བཞི་ཡོད། དོན་གཅིག་ལས་མེད། གཉན་ནད་ཡིན། འདི་ལ་བབས་ས་བཞི་ཡོད། ནད་གཞི་གང་ཡོད་པར་འབབ། མིང་ནི་སྲིན་བུ་པཙ་ཏ་བྱ་བ་ཡིན། རྒྱུ་ནི་གདོན་གྱིས་བྱེད། འཇུག་ནི་བ་སྤུའི་བུ་ག་དང་སྣ་ནས་འཇུག །ཅེས་ཕྱི་སྲིན་པཙ་ཏ་བྱ་བ་དམིགས་ཀྱིས་གསལ་བར་མཛད། ཕྱིས་སུ་མི་དབང་སྡེ་སྲིད་སངས་རྒྱས་རྒྱ་མཚོས། རྒྱུད་དང་གཏེར་མའི་དགོངས་པ་གཅིག་ཏུ་འདྲིལ་ཏེ། ལྷན་ཐབས་ལས། རྒྱུ་ལ་རྐྱེན་དེས་ཏྲེ་ཏྲེ་ཀོ་ཞེས་སམ། །པཙ་ཏ་དེ་སྲིན་གྱི་གཟུགས་སྤྲུལ་པ། །ཚངས་པའི་མགོ་དབྱིབས་ཁ་ཆེ་སྦྲུལ་ལྟ་བུའི། །མཇུག་རིང་རྟ་རླ་ལྟར་དུ་ཡན་ལག་མང་། །རླུང་གཡོག་ལྡན་པས་ཕྱོགས་ཀུན་རྒྱུ་བ་སྟེ། །བར་སྣང་ཁམས་ནས་བ་སྤུ་སྣ་སྒོར་འཇུག །དེ་བསྟུན་ལུས་ནང་གནས་པའི་སྲིན་བུ་རྣམ་པ་བདུན། །ཁྲག་སྲིན་རྐང་མེད་ཟླུམ་ལ་དམར་བ་དེ། །ཁྲག་ལ་གནས་ཤིང་རྩ་ནང་ཀུན་ཏུ་རྒྱུ། །གཉན་ནད་ཀུན་གྱི་རྒྱུ་དང་མཛེ་ནད་བྱེད། །ཅེས་པའི་དུག་ཅན་སྲིན་བུ་རྣམ་པ་བདུན། །ཟངས་ལྟར་དམར་ཞིང་ཕྲ་ལ་བལྟར་མི་

མཛོད། །སྐད་ཅིག་ཙམ་ལ་མགོ་རྐང་ཁྱབ་རྒྱུ་ནུས། །དེ་ལ་རྐྱེན་ནི་རླུང་མཁྲིས་བད་ཀན་འདུས། །སྐྱིད་བྱེད་ཡུལ་དུས་ཟས་སྤྱོད་གདོན་རྐྱེན་གྱིས། །སྲིན་འབྲུགས་ལུས་ཟུངས་བཟས་པས་གཉན་ནད་འབྱུང་། །ཞེས་རྒྱུད་གཏེར་དགོངས་འགྲེལ་གྱིས་བསྟན་པར་མཛད་པས་གནའ་གཞུང་དང་དེང་རབས་ཕྲ་ཕུང་རིག་པ་གང་གིས་ཀྱིས་གནོད་དུ་མེད་པའི་ཐུན་མིན་དགོངས་པ་ཟབ་མོ་གཏན་ལ་ཕབ་པར་མཛད།

（༢）རྐྱེན་བསྟན་པ།

སྤྱིར་ན་ནད་ཐམས་ཅད་ཀྱི་སློང་རྐྱེན་ནི་དུས་གདོན་ཟས་སྤྱོད་བཞིས་བྱེད་ལ་སྐབས་སུ་བབས་པའི་གཉན་རིམས་ནད་ཀྱི་སློང་རྐྱེན་ནི། ནད་སློང་རྐྱེན་གཉིས་དྲན་པས་རྟག་ཏུ་སྤང་། །ཞེས་གསུངས་པ་ལྟར་ཟས་སྤྱོད་གཉིས་གཙོ་ཆེ་ཞིང་། དེ་བས་ཀྱང་བསྡུ་ན་སྤྱོད་ལམ་གྱི་རྐྱེན་ནི་གཙོ་བོར་ངེས་དགོས་པར་པོ་བོ་འདོད་དེ། གཞན་རྣམས་རྒྱས་པར་མི་སྤྲོ་ཞིང་། སྤྱོད་ལམ་གྱི་རྐྱེན་གཙོར་ངེས་དོན་ལ། གཏེར་ཆེན་ཆོས་ཀྱི་རྒྱལ་པོ་པདྨ་ཆོས་དབྱིངས་རོལ་བའི་རྡོ་རྗེའམ་ཡོངས་གྲགས་སུ་ཁམས་གཙང་འབྲུག་རྒྱལ་མཆོག་གིས། རྐྱེན་ནི་དུས་ཀྱི་སྤྱོད་ངན་གྱིས་བསླངས་པས། །ཞེས་དང་། མདོར་ན་མི་དགེའི་སྤྱོད་ངན་སྣ་ཚོགས་ཀྱིས། ། ……གཉན་ནད་ནག་པོའི་རིམས་རྐྱོད་ཆར་བཞིན་བབས། །ཕལ་ཆེར་བཅོས་པའི་ལོང་མེད་ཐོག་བབས་གསོད། །ཅེས་གསུངས་པ་ལྟར་དེང་སྐབས་ཕྱི་སྣོད་ཀྱི་འཇིག་རྟེན་དང་ནང་བཅུད་ཀྱི་

སེམས་ཅན་དབར། དེ་བཞིན་སེམས་ཅན་མཐོ་དམན་ཕན་ཚུན་དབར་དམིགས་བསལ་གྱི་འགལ་འདུ་འཕྲད་པའི་དུས་སྐབས་སུ་མ་རུངས་ཁོག་ཏུ་བཅངས་ཤིང་། ཚིག་ཤེས་ཀྱིས་མི་ཚུགས་པའི་མི་བསྲུན་འགས་བསམ་ངན་ཐོག་ཏུ་འཁྱེར་ལ། འཚེ་བ་ལྷུ་རུ་ལེན་པ། སྤྱོད་ངན་སྣ་ཚོགས་བརྩམས་ཏེ་མིའི་རིགས་སྤྱི་དང་རང་བྱུང་ཁམས་ཆེན་པོར་གཏོར་སྐྱོན་ནམ་འབབ་བཙོག་དང་། མནར་གཅོད་ཀྱི་ལས་ངན་མི་སྤྱོད་པ་སྣ་ཚོགས་བརྩམས་པ་ལས་བྱུང་བར་འདོད། དེས་རྐྱེན་བྱས་ཏེ་ཕྱི་ནང་གི་སྲིན་རབ་ཏུ་འཁྲུགས་ཏེ་གཉན་ནད་མི་བཟོད་པ་འབྱུང་སྟེ། གཏེར་ཆེན་ཁམས་གཙང་མཆོག་ནས། སྲིན་འཁྲུགས་ལུས་ཟུངས་བཟས་པས་གཉན་ནད་འབྱུང་། །ཤིན་ཏུ་སྲོག་ལ་གཟན་ཕྱིར་གཉན་ཞེས་བྱ། །ས་ཆུ་མེ་རླུང་བཞི་ཡི་རྡ་ལ་ཞོན། །ཞེས་གསུངས་པ་ལྟར་རོ། །

དམིགས་བསལ་རྒྱལ་བའི་བཀའ་འགྱུར་རིན་པོ་ཆེ་ལས་ལུས་ལ་ལྷན་སྐྱེས་སུ་གནས་པའི་སྲིན་དག་ཚད་རིམས་ཀྱིས་རྣམ་པར་གྱུར་ཚུལ་དང་རླུང་རྐྱེན་གྱིས་དབུགས་ཀྱི་རྒྱུ་བ་མི་སྙོམས་པ་དང་། དེས་མཐར་འཆི་བར་བྱེད་ཚུལ་སོགས་རྒྱས་པར་བསྟན་ཏེ། མདོ་ལས། གང་གི་ཚེ་བདག་ཚད་རིམས་ཀྱིས་བཏབ་པར་གྱུར་ན་ནི། དེའི་ཚེ་བདག་གི་སྲིན་ཆེས་སྡུ་བར་ཚད་རིམས་ཀྱིས་ཟིལ་གྱིས་མནན་པར་འགྱུར་རོ། རྐྱེན་དེ་དག་གིས་བདག་ཟས་སྙིང་དུ་མི་སྤྱུག་པ་ཉིད་དུ་འགྱུར་རོ། །ཞེས་དང་། བདག་གི་ལུས་ཀྱི་གོང་བུ་འདི་ནི་རླུང་གི་དབང་དུ་གྱུར་པ་ཡིན་ཞིང་། རླུང་ཡང་

འཕྲུལ་འཁོར་བཞིན་ཏེ། རླུང་ནི་རླུང་ཉིད་ཀྱིས་སྐྱོད་པར་བྱེད་ཀྱི་གཞན་དག་འགའ་ཞིག་ཀྱང་ནི་མ་ཡིན་ནོ། །ཞེས་དང་། གལ་ཏེ་བདག་གི་གློ་ན་རྒྱུ་བར་བྱེད་པའི་རླུང་འཁྲུགས་པར་གྱུར་ན། དེས་བདག་གི་དབུགས་དབྱུང་བ་དང་རྔུབ་པ་རྣམས་ཀྱང་སྐྱོད་པར་བྱེད་པ་དང་། བདག་གི་ཚ་དང་རྒྱུས་པ་རྣམས་ཐམས་ཅད་ཀྱང་གཡོ་བར་བྱེད་དོ། །རྣམ་པར་འདྲ་བར་བྱེད་ཅིང་འཕྱང་བར་ཡང་བྱེད་དོ། །ཀུན་ནས་ཐུང་བར་བྱེད་ཅིང་རིང་བར་ཡང་བྱེད་ལ། སྣ་ཐབས་དག་གཞོམ་པ་བྱེད་དོ། །ཤུ་ཤུའུ་དག་ཀྱང་སྐྱེ་བར་བྱེད་དོ། །དེས་ཀྱང་བདག་འཆི་བ་ལ་ཐུག་པའི་སྡུག་བསྔལ་འབྱུང་བར་འགྱུར་རོ། །ཞེས་གསུངས་པ་དག་ཚད་རིམས་དང་། གཉན་གཟེར་ཐུང་སོགས་ཀྱི་རྐྱེན་དང་འབྲེལ་བ་བྱ་རྒྱུ་ཞིག་ནི་ལོས་ཡོད་སྙམ་སྟེ་ཞིབ་འཇུག་དཔྱད་གཞིའི་ཚུལ་དུ་བཀོད།

〈༣〉 དབྱེ་བ་བསྟན་པ།

གཉན་ཚད་རླུང་གསུམ་འཐབ་པའི་ནག་པོ་སུམ་སྒྲིལ་བྱ་བ་ལ་བབ་ས་གནས་ཀྱི་དབང་གིས་དབྱེ་བ་ཤིན་ཏུ་མང་བར་གསུངས་ལ་ན་སོའི་དབྱེ་མཚམས་ཀྱི་ངེས་པ་མ་མཆིས་པས་རྒན་དར་གཞོན་ཐམས་ཅད་ལ་འཚེ་ཞིང་། ཁྱད་པར་ལྷ་རྗེ་དང་ནད་སྐྱོང་སོགས་ཀུན་ལ་འགོ་བར་བྱེད་པའི་གཉན་རིམས་གདུག་ཅན་ཞིག་ཡིན་ཏེ། བདུད་རྩི་བུམ་ཆེན་ལས། ནག་པོ་སུམ་སྒྲིལ་ཐོག་གི་མདའ༔ རྒྱུ་ལ་ཁྱད་པར་མེད་མོད་ཀྱང༔ ཕོག་ས་འབེན་གྱིས་ཐ་དད་དེ༔ གནས་ཀྱིས་བསྒྱུར་བས་མི་འདྲ་བྱུང༔ ཞེས་དང་། བདུད་

ཛི་བུམ་ཆུང་ལས། ནད་རིགས་མང་པོ་ཡོད། ལྷ་རྗེ་དང་ནད་གཡོག་ཀུན་ལ་འགོ། …… ནད་འདི་ལ་ནག་པོ་སྲུམ་སྒྲིལ་བྱ། ཚེ་ཟད་པ་དང་མ་ཟད་པ་མེད། ན་སོ་དག་ལའང་རྒན་གཞོན་མེད། མར་ལ་སྦྲུ་གྲི་སོ་དང་འདྲ། གྲོང་ཁྱེར་ཐམས་ཅད་སྟོང་པར་འགྱུར། ཞེས་སོགས་གསུངས་ཤིང་། གཏེར་ཆེན་ཁམས་གཙང་མཆོག་གིས། དེ་ཕྱིར་གཉན་ནད་གདུག་པའི་རིམས་རྒོད་ལ། །རྣམ་པ་མང་ཡང་རྒྱུད་དུ་ཆེར་མ་གསུངས། །དུས་ཀྱི་དབང་གིས་རྣམ་འགྱུར་སྣ་ཚོགས་སྟོན། །ཞེས་དང་། དབྱེ་བ་བབས་སའི་དབང་གིས་ཐ་དད་མང་། །རྒྱུད་ལས་རིམས་ཀྱི་སྐབས་སུ་གག་ལྷོག་ལས། །ཤུགས་བསྟན་ཙུང་སྙིང་འོན་ཀྱང་བཅོས་མ་གསུངས། །སྨེ་ཤྲིད་ཆེན་པོས་གཉན་ལེ་བཅོ་བརྒྱད་བསྟན། །མཁས་པ་སུས་ཀྱང་དེ་ལས་ཆེར་མ་གནང་། །ཞེས་ཕྱིས་ཀྱི་ཉམས་ཡིག་དང་ཟིན་ཏིག་ཁག་ལས་མི་དབང་སྨེ་ཤྲིད་མཆོག་གིས་རྒྱུད་དགོངས་ལ་ཟབ་མོ་གཏེར་མའི་བཙུད་ཀྱིས་བརྒྱན་ཏེ་གཉན་རིམས་བཅོ་བརྒྱད་ཀྱི་རྒྱུ་རྐྱེན་དབྱེ་བ་རྟགས་བཅོས་རྒྱས་པར་གསུངས་པར་གཞིལ་བཅོལ་ཏེ། བསྡོམས་པས་གཉན་ནད་རིམས་བཅས་སུམ་ཅུ་དགུ། །རྒྱས་པར་ནད་རིགས་ཀུན་ལ་གཉན་བསྡོངས་པ། །ཤིན་ཏུ་མང་བ་ཕལ་ཆེར་རིག་པས་དཔྱོད། །ཅེས་གཏེར་ཆེན་ཁམས་གཙང་མཆོག་གིས་གཉན་རིམས་དབྱེ་བ་སོ་དགུ་བསྟན་ལ་མདོར་ན་རྒྱས་པར་མིང་དང་གྲངས་ཀྱིས་མི་ལང་བས་རིག་པས་དཔྱད་དགོས་པ་ལས་དུས་དབང་གི་ནད་གསར་པ་རྣམས་རང་རེའི་གཞུང་ནས་

མ་བསྟན་པ་ནི་དེ་བས་མིན་ནོ། །

གཞན་གཉན་རིམས་གསོ་དཀའ་སླ་དང་མཆེད་མྱུར་བུལ་གྱི་སྒོ་ནས་རགས་པའི་དབྱེ་བ་བཞི་སྟེ། ༡སྨན་དཔྱད་ཡོང་མེད་པར་དེ་མྱུར་སྲོག་དབང་འགགས་པ་ཤིན་ཏུ་མྱུར་བའི་རང་བཞིན་གྱི་གཉན་རིམས་དང་། ༢ཞག་གཅིག་ཙམ་ལས་མི་སྡོད་པར་འཆི་བ་རབ་ཏུ་མྱུར་བའི་རང་བཞིན་གྱི་གཉན་རིམས། ༣ཞག་བདུན་ནས་དགུ་ཙམ་འཆི་འགྱུར་བ་མྱུར་བའི་རང་བཞིན་གྱི་གཉན་རིམས་ཏེ་བཅོས་པས་མི་ཕན་པ་དྲག་པོའི་རང་བཞིན་གྱི་གཉན་རིམས་གསུམ་དང་། ༤གསོ་ཐུང་འབབ་པས་བཅོས་ན་འཚོ་བར་འགྱུར་བ་དལ་བའི་རང་བཞིན་གྱི་གཉན་རིམས་（དེ་ལ་ཡང་ཞིབ་པའི་དབྱེ་བ་མང་།）བཅས་བཞི་དང་བསྡུ་ན་དྲག་དལ་གཉིས་སུ་དབྱེ་བ་རྒྱས་པར་གཏེར་ཆེན་ཁམས་གཙང་མཆོག་གི་སྨན་ཡིག་ཏུ་གཟིགས་འཚལ། དེ་བཞིན་གཙང་སྨན་ཡེ་ཤེས་བཟང་པོའི་ཞལ་གདམས་ལས། རིམས་ཚད་གནད་འགག་ཟབ་མོ་འདི་ལྟར་ཡིན། །དེང་སང་དུས་དབང་ལྷ་བུ་ཤིན་ཏུ་མང་། །གཅིག་ལ་གཅིག་འགོས་ཡུལ་ཀུན་ཁྱབ་པར་འགྲོ། །བབ་པའི་དབང་གིས་ནད་རྣམས་སྣ་ཚོགས་སྟོན། །ལ་ལ་སྙོ་ཚ་གཟེར་ཐུང་ཞེས་སུ་བརྗོད། །ལ་ལར་རླུང་ཚད་ལ་ལར་ནང་ལྡོག་འབབ། །ཞག་ལྔ་བདུན་དང་དགུ་བཅུ་ཙམ་ལ་འཆི། །ཞེས་སོགས་གསུངས་པ་ལས་རྟོགས་པར་བྱའོ། །

༼༨༽ རྟགས་བསྟན་པ།

གཉན་ནད་ཐམས་ཅད་ཚ་བ་ལས་མ་འདས་ཤིང་། གཉན་ཚད་ཆུང་གསུམ་འཐབ་སྐྱེ། གཅིག་གི་གཉེན་པོ་གཅིག་ནོན་ཀྱི་གྲོགས་སུ་གྱུར་ཞིང་། འབྲུལ་སོ་ཅན་གྱི་རྟགས་མ་ངེས་པ་སྣ་ཚོགས་སྟོན་པར་བྱེད་དེ། གཏེར་ཆེན་ཁམས་གཙང་མཆོག་གིས། ཀུན་ཀྱང་ཚ་བ་ལས་མ་འདས། །ཚ་བ་རིམས་དང་གཉན་ནད་རྣམ་པ་གསུམ། །རིམ་པར་ཕྱི་མ་སྟོབས་ཆེ་མཐུ་ནུས་སྒྱུར། །ཞེས་དང་། ཕལ་ཆེར་བཙོས་པའི་ལོང་མེད་ཐོག་བབས་གསོད། །རྩ་ཆུ་འཚོལ་བས་ངེས་མེད་ངོས་བཟུང་དཀའ། །རིམ་བཞིན་དྲིས་ཕོག་འགོས་ནས་མཆེད་པ་སོགས། །ཞེས་དང་། གང་ཡང་ཚད་རྟགས་ལྡན་པ་ལས། །བསིལ་གྱིས་མི་ཕན་དཀར་མངར་གནོད། །འབྲུལ་མེད་གཉན་གྱི་རྟགས་སུ་བྱུངས། །ཞེས་གསུངས། འཇམ་མགོན་ཀོང་སྤྲུལ་རིན་པོ་ཆེའི་ཟིན་ཏིག་ལས། གཉན་རིམས་ནི། དེང་སང་དུས་དབང་གིས་ཤིན་ཏུ་མང་ཞིང་ནད་རྟགས་སྣ་ཚོགས་པ་འབྱུང་བས་ཤིན་ཏུ་བརྟག་དཀའ་ཞིང་ནད་གཞན་ལའང་གཉན་ཤས་མེད་པ་ཆེར་མེད་པ་ལྟ་བུ་སྣང་བས་ཟིན་ཐེངས་དགོས། ཐོག་མ་ནས་སེམས་མི་བདེ། གཟེར་སྒྲོ་བུར་དུ་ཕོག ཙ་ཐུང་ཐུང་སྦུད་སྦུད་འཕར། འཁྲིག་ཅིང་འཕར་གྲངས་མི་སྙོམས་པར་ཆེ་ཆུང་བྱེད། ཆུ་མདོག་ནག་ཞད་དང་ལྦུ་བ་རྒོད་ན་གཉན་ཤས་ཡོད། ཅེས་སོགས་གསུངས།

༼༥༽ བཅོས་ཐབས་བསྟན་པ།

གཉན་རིམས་གདུག་པ་ཅན་རྣམས་ལ་རང་ལུགས་གསོ་རིག་ལས་གཏེར་སྨན་ནི་ཆེས་ཟབ་ཅིང་སྙིགས་ཀྱི་གཉེན་པོར་གསུངས་ཏེ། དེ་ཕྱིར་གཉན་ནད་གདུག་པའི་རིམས་ཀྲོད་ལ། །རྣམ་པ་མང་ཡང་རྒྱུད་དུ་ཆེར་མ་གསུངས། །དུས་ཀྱི་དབང་གིས་རྣམ་འགྱུར་སྣ་ཚོགས་སྟོན། །དེ་དང་བསྟུན་པའི་བཅོས་ཀྱང་ཁྱད་པར་ཆེ། །དེ་ཕྱིར་དུས་བབ་གཏེར་མ་ཟབ་ཁྱད་འཕགས། །ཞེས་དང་། ལྟར་སྣང་རིམས་ནད་སྤྱི་དང་འདྲ་ན་ཡང་། །འདི་ལ་སྙིགས་ཀྱི་གཉེན་པོ་མ་སླེབས་ན། །གསོ་བ་ཡོག་ཅིང་སྲོག་གི་གཤེད་མར་འགྲོ། །དུས་གསུམ་སྒྲིབ་མེད་མཁྱེན་པའི་ཐུགས་མངའ་བ། །པཎ་གྲུབ་བྱེ་བའི་གཙུག་རྒྱན་མཚོ་སྐྱེས་རྗེས། །སྙིགས་ལྔའི་འགྲོ་ལ་ཐུགས་བརྩེས་ཉེར་དགོངས་ཏེ། །དུས་ཀྱི་རྒྱུད་པ་ནད་མུག་འཁྲུག་རྩོད་དང་། །རྒྱལ་བསྟན་འཇིག་ལས་སྐྱོབ་པའི་ཐབས་ཟབ་མོ། །གཅེས་ནོར་རྩེས་སྨན་ཟབ་དགུའི་མན་ངག་རྣམས། །རྗེ་འབངས་དག་པའི་འཁོར་ལ་གཏད་རྒྱས་བཏབ། །རི་བྲག་གངས་མཚོ་སྦུབ་གནས་གཏེར་དུ་སྦས། །འབྱུང་འགྱུར་འདོན་པའི་དུས་སོགས་ལུང་དུ་བསྟན། །ཞེས་གསུངས་པ་ལྟར་རྒྱུན་པར་བག་ལ་ཞ་བའི་གཏེར་སྨན་རྣམས་རྒྱུན་འཛིན་དང་ཞིབ་འཇུག་གིས་གདུག་ཅན་གཉན་རིམས་དག་ལ་དུས་སུ་བབས་པའི་སྒོ་ནས་གསོ་བཅོས་དགོས་རྒྱུའི་གྲོས་འཆར་ཞུ་རྒྱུའོ། །

དེ་ཡང་གཉན་རིམས་བཅོས་ཐབས་ཀྱི་རྩ་དོན་ལ་བདུད་རྩི་

བུམ་པ་ལས། གཉན་དང་ཚད་པ་རླུང་དུ་བཅོས༔ དང་པོ་གཉན་གྱི་རི་བོ་བསྙིལ༔ བར་དུ་ཚད་པའི་མེ་དཔལ་བསད༔ ཐ་མ་རླུང་བཅོས་ལུས་པོ་གསོ༔ ཞེས་པ་གཙོར་བཏོན་གྱིས་མན་ངག་ལྷན་ཐབས་སོགས་ཕྱིས་ཀྱི་མཁས་པ་རྣམས་ཀྱིས་དེ་ལུགས་ལྟར་གསོ་བཅོས་ཀྱི་རྣམ་གཞག་རྒྱས་པར་བསྟན་ཞིང་དུས་དང་ངོ་བོའི་སྒོ་ནས་ཟས་སྤྱོད་སྨན་དཔྱད་ཀྱི་འཛོམ་བྱ་ལ་ཡང་། བཅོས་ཚུལ་ཐོག་མར་གཉན་གྱི་རི་བོ་བསྙིལ། །བར་དུ་ཚད་པ་རྒྱས་པའི་མེ་དཔལ་བསད། །ཐ་མ་རི་ཐང་མཚམས་སུ་ཟས་སྤྱོད་བཅོས། །འདི་ཡང་གཉན་ནད་སྤྱི་ཡི་ཆིངས་སུ་བཤད། །ཚ་ཡང་ག་བུར་སྲོག་རླུང་ཕྱོག་ཕྱིར་སྤང་། །གཉན་མ་སོད་པར་གཏར་དང་དཀར་མངར་སྤང་། །དཀར་གསུམ་མངར་གསུམ་ཟས་ཀྱི་སྤྱང་གི་ཡིན། །རྩེ་ཆུང་སྙིང་རྩ་དཔྱད་ཀྱི་སྤྱང་གི་ཡིན། །ག་བུར་གུར་གུམ་སྨན་གྱི་སྤྱང་གི་ཡིན། །བདུད་རྩི་བུམ་པ་ལས་གསུངས་དེ་རྣམས་སྤང་། །མདོར་ན་དང་པོ་གཉན་དང་འཁྲུལ་བ་དང་། །བར་དུ་ཡན་ལག་སྟོང་ཟླ་བསད་པ་དང་། །ཐ་མ་དོན་སྣོད་ཁ་འཛིན་བསྡེབས་པ་དང་། །མཇུག་ཏུ་ཡོག་ན་གཉེན་པོ་སྦྱར་ཞེས་གསུངས། །ཞེས་དང་། དེ་ཕྱིར་ཆེད་བཅོས་ཁོ་ནས་རིམས་མི་སེལ། །རིམས་བཅོས་རྐྱང་པས་གཉན་ནད་སེལ་བ་མིན། །བསིལ་གྱིས་ཚ་བ་འཛོམས་ཡང་གཉན་མི་སོད། །དུག་གིས་གཉན་མགོ་ཆོམ་ཡང་ཚད་པར་མིན། །ཆུ་འཐུང་སྐོམ་པ་སེལ་ཡང་ལྟོ་མི་འགྲངས། །ཤ་ཟོས་བཀྲེས་པ་ཞི་ཡང་སྐོམ་མི་སེལ། །གཉེན་པོ་གཅིག་གིས་ནད་ཀུན་སེལ་བ་

དཀའ། །དེ་ཕྱིར་ཚ་བའི་བཅོས་ཚུལ་མི་ཤེས་ན། །མ་སྨིན་རི་ཐང་མཚམས་སུ་ནད་གཞན་ལྡོག །རིམས་དང་གཉན་གྱི་སྐོས་བཅོས་མ་ཤེས་ན། །གཉེན་པོ་ནད་ཀྱི་གྲོགས་སུ་འགྲོ་ཡང་སྲིད། །ཅེས་གཏེར་ཆེན་ཁམས་གཙང་གི་སྨན་ཡིག་ཏུ་ཞིབ་ཆ་འཕོད་པ་རྣམས་ལ་གཞིགས་པ་ལེགས་པར་ཐེངས་དགོས་པར་སྣང་།

གཤམ་དུ་གདུག་ཅན་གཉན་རིམས་སྲུང་དང་བྲེ་བྲག་ཁྱད་པར་གཉན་རོ་སྟོད་དུ་བབས་པའི་གཟེར་ཐུང་སྟེ། མིང་གི་རྣམ་གྲངས་ལ་གཉན་རིམས་སློ་ཚ། སྟོད་གཟེར་སློ་ཚད་ཅེས་སུ་གྲགས་པ་འདི་ཉིད་དེང་སྐབས་མཆེད་བཞིན་པའི་ཧོག（སྲོག）དབྱིབས་ནད་དང་འདྲ་ཆེ་བ་ལ་དམིགས་ཏེ་གཏེར་གཞུང་སོགས་ནས་བྱུང་བའི་གཉེན་པོ་འགའ་གྲོས་འདེབས་ཚུལ་དུ་ཞུ་བར་བྱ་སྟེ།

༡ རིམས་སྲུང་ལུས་ལ་གདགས་བྱ།

1 རིན་ཆེན་གཏེར་མཛོད་ལས་བྱུང་བའི་ཀླུ་སྲུབ་ཀྱི་ནག་པོ་དགུ་སྦྱོར།

2 རྒྱུད་ཀྱི་རིམས་སྲུང་རྡོ་རྗེ་ཕ་ལམ། （འབྲི་གུང་དཀའ་མཆན་ལྷར་ཐ་སྙད་བྱས། ）

3 བྲེ་རིང་སྲུ་བ་གསུམ་པ།

4 ལྷན་ཐབས་ག་པུར་བཞི་པ།

5 མི་ཕམ་གྱི་ཞུ་བདུན་པ།（གདགས་པ་དང་ཁོང་དུ་བསྟེན་པ་གཉིས་ཀ་རུང）

༢ ཁོང་དུ་བསྟེན་བྱའི་ཞི་བྱེད་རྒྱུང་པའམ་ཞི་སྦྱོང་སྨྲགས་མའི་སྦྱོར་བ།

དེ་ལ་གཏེར་ཡིག་གཙོ་བོར་གྱུར་པའི་སྨན་དཔྱད་ཀྱི་གཞུང་ལས་མང་དུ་གསུངས་ཤིང་། སྐབས་སུ་བབས་པའི་གཉན་རིམས་ནད་ལ་རྣམ་གྱུར་ནད་སྣ་མང་བས་གཉེན་པོ་ངེས་པ་ཞིག་ནི་མ་ཡིན་ཀྱང་། རྒྱུན་སྤྱོད་ཀྱི་གཉེན་པོ་མཐའ་དག་ལས་ཁོ་བོ་ཉིད་ཀྱིས་མང་བོ་གཅིག་ཚོད་དང་ཞི་བྱེད་རྒྱུང་པ། ཞི་སྦྱོང་སྨྲགས་མ་གང་གི་ཚུལ་དུ་ཡང་བསྟེན་ཉུང་བའི་མཆོག་གི་གཉེན་པོ་ནི་གཏེར་མའི་ལུགས་（རྟ་ཟླ་དམར་པོ་ལ་གཏེར་སྟོན་རཏྣ་གླིང་པའི་ལུགས་དང་མཁས་མཆོག་ཟུར་རི་བའི་ལུགས། ངར་ཕུག་ཨེམ་མཆིའི་ལུགས་བཅས་གསུམ་མཆིས་པ་ལས་འདིར་རཏྣ་གླིང་པའི་ལུགས་ལ་གོ་བ་ཡིན།）ཀྱི་མན་ངག་རྟ་ཟླ་དམར་པོ་དེ་ཉིད་བློ་ངོར་འཐད་ཆེ་བས་ཞིབ་འཇུག་དང་ནད་ཐོག་ལ་འོས་སྦྱོར་དང་སྨྲགས་མཆོག་གི་གཉེན་པོ་འདི་ཉིད་ཀྱི་ཁུངས་དང་བསྟེན་ཐབས་བཅས་པ་ཉུང་གླེང་བར་བྱ་སྟེ།

1 སྨན་སྦྱོར་གྱི་ཁུངས་དང་སྦྱོར་སྡེ།

སྨན་སྦྱོར་འདི་སྔ་འགྱུར་རྙིང་མའི་གཏེར་སྟོན་ཆེན་པོ་རཏྣ་གླིང་པའི་ཟབ་གཏེར་ཡིན་ཏེ། མན་ངག་བདུད་རྩི་གཏེར་མཛོད་ལས། རཏྣ་གླིང་པའི་གཏེར་བྱོན་གྱི། །རྟ་མགྲིན་ཡང་གསང་ཁྲོས་པ་ལས། །བྱུང་བའི་གཉན་རིམས་འཇོམས་པའི་སྨན། །མན་ངག་རྟ་ཟླ་དམར་པོ་ནི། །གཙོ་བོ་འཛིན་པ་སྲང་གང་ལ། །ཆོས་བཙོད་

གཉིས་པ་ཞོ་གསུམ་རེ། །སྨུག་ཤ་ཆེར་སྦོན་དེ་དང་མཉམ། །ཤ་ཕོ་མ་ནུ་ཨ་རུ་གཡའ། །ཙོང་ལེན་སྤང་རྩི་བོང་ང་དཀར། །དུག་ཞུང་སླ་གུལ་ཞོ་རེ་རེ། །ཆུ་སེར་ནད་ལ་སྤྱོས་དཀར་དང་། །ཆུ་འགགས་རྒྱ་ཚྭ་ཐིག་ཐྲིན་བསྣན། །མཁྲིས་པ་སེལ་བའི་ཏིག་ཏ་དང་། །ཁྱད་པར་སེ་བའི་མེ་ཏོག་བསྣན། །ནད་འཁྲུ་ཐར་ནུ་ཞོ་བཞི་བསྣན། །ལོ་བརྒྱད་ཆུའམ་དགེ་སློང་ཆུས། །སྦྲངས་པའི་རིལ་བུ་བྲ་རིལ་ཙམ། །རིན་ཆེན་མཚལ་གྱིས་ཁ་དོག་བསྒྱུར། །རིལ་བུ་ཧ་མགྲིན་དམར་པོ་བསྐྱེད། །ཅེས་འཛིན་པ་གཙོ་བོར་གྱུར་པའི་སྨན་སྣ་བཅོ་ལྔ་ལས་གྲུབ་ཅིང་། ནད་དམིགས་སོ་སོར་ཁ་བསྒྱུར་དང་བཅས་པ་འདི་ཉིད་ལགས་སོ། །

2 ཞི་བྱེད་རྒྱུད་པར་སྐད་ཐོག་པའི་ཐང་གིས་འཕུལ་བའི་མན་ངག

དེ་ལ་མན་ངག་ཏུ། མན་ངག་བདུད་རྩི་གཏེར་མཛོད་ལས། ལྔའམ་བདུན་དགུ་བཅུ་གཅིག་སོགས། །ལུས་ཟུངས་ནད་སྟོབས་དཔག་བྱས་ལ། །གློ་ཚད་སྐད་ཐོག་ཐང་གིས་འཕུལ། །གྲི་འགགས་སྤང་རྩིའི་ཐང་གིས་ཕུལ། །ཞེས་དང་། གཏེར་ཆེན་ཁམས་གཙང་མཆོག་ནས། མན་ངག་རིལ་སྦྱོར་ཧ་ཟེ་དམར་པོ་ཞེས། །……སྐད་ཐོག་ཐང་（གློ་ཚད་ལ）དང་སྤང་རྩིའི་ཐང་གིས（གྲི་འགགས་ལ）ཕུལ། །ཞེས་གསུངས་པ་ལྟར་ཧ་ཟེ་དམར་པོ་དེ་ཉིད་སྐད་ཐོག་པའི་འབྲུའི་ཐང་གིས་འཕུལ་བ་མན་ངག་གོ། དེ་ཡང་སྐད་ཐོག་པ་ལ་སློལ་མ་སྔོ་འབུམ་ལས། འབྲས་བུ་ཤང་ཚེའི་འབྲས་བུ

འདྲ། །རོ་ནི་ཁ་ལ་རབ་ཏུ་རྦུབ། །རང་གི་ནུས་པས་སྲིན་ནད་དང་། །དུག་སེལ་ཚད་རིམས་ཐམས་ཅད་སེལ། །གང་ཞིག་སྲིན་ནད་དག་ལ་ནི། །ཚིག་ཐང་གིས་ཀྱང་འཚོ་བར་འགྱུར། །ཞེས་གསུངས་པ་ལས་རྟོགས་ནུས་སོ། །

ཞར་བྱུང་། གཙང་སྨན་ཡེ་ཤེས་བཟང་པོའི་ཞལ་གདམས་ལས། ལ་ལ་གློ་ཚད་གཟེར་ཐུང་ཞེས་སུ་བརྗོད། །ལ་ལར་རླུང་ཚད་ལ་ལར་ནང་ལྟོག་འབབ། །ཞག་ལྔ་བདུན་དང་དགུ་བཅུ་ཚུན་ལ་འཆི། །…………སྨིན་ལོང་མེད་པར་སྲོག་ལ་ཉེན་ཆེའང་། །བདུན་ཐང་གིས་འཕྲུལ་གཉེན་པོ་བསྟུད་ནས་གཏོང་། །སྤྲུ་ནག་ཉེར་དགུ་བདུད་རྩི་སླེབས་ཚོག་གཉིས། །གློ་ཐབ་གློ་ཚད་ཀུན་སེལ་ཤེས་པ་ཡིན། །ཞེས་གསུངས་པ་ལྟར་དེའི་ལུགས་ཀྱི་གཉེན་པོ་གཉིས་དང་། ཁྱད་པར་དུ་གོང་སྨོས་རྡ་ཟི་དམར་པོ་སོགས་གཉན་ཚད་རོལ་དུ་གསོད་པའི་གཉེན་པོ་དག་སྨོས་ཀྱི་སྨན་རྡ་མ་རྙེད་ཚེ་ནོར་བུ་བདུན་ཐང་གིས་འཕྲུལ་ཏུང་བའང་རིགས་པས་ཤེས་ནུས་སོ། །

3 ཞི་སྦྱོང་སྦྲགས་མའི་ཚུལ་དུ་ཐར་ནུས་ཁ་བསྒྱུར་བའི་མན་ངག

གཉན་རིམས་སྤྱི་དང་བྱེ་བྲག་ཁྱད་པར་དུ་གློ་ཚད་གཟེར་ཐུང་ནི་རྐྱེན་གྱིས་བསྐྱོད་ཀྱང་ངོ་བོ་ཚ་བ་ལས་མ་འདས་ཤིང་། ཚ་བའི་རྒྱུ་ནི་ཁྲག་དང་མཁྲིས་པ་ལ་བརྟེན་པའི་ཕྱིར་ནད་རྒྱུ་རྩད་ནས་འབྱིན་པ་ལ་བཤལ་ལས་ལྷག་པ་མེད་པའི་ཕྱིར་ན་གཏེར་མའི་ཕྲུག་བཞིས་ཀྱི་རིལ་བུ་རྡ་ཟི་འདི་ཉིད་ཐར་ནུའི་ཁརྣས་ཁ་

བསྐུར་ཏེ་གཏོང་བ་མན་ངག་ཡིན་ཏེ། དེ་ཉིད་ཀྱི་སྦྱོར་སྡེ་ལས། ནད་འབྲུ་ཐར་ནུ་ཞོ་བཞི་བསྣན། །ཞེས་དང་། རྒྱུད་ལས། དུར་བྱེད་ཐར་ནུས་ཚ་གྲང་ནད་ཀུན་སྦྱོང་། །ཞེས་གསུངས་པ་ལས་རྟོགས་ནུས་ཤིང་གནད་ཀྱི་གདམས་པར་མངོན་ནོ། །

4 གཉེན་པོ་དེའི་ཕན་ཡོན་དང་ལུགས་འདི་ཉིད་མཆོག་ཏུ་འཛིན་པའི་དགོས་པ་བསྟན་པ།

ཕན་ཡོན་ནི། དེ་ཉིད་ལས། བལ་ནད་འབྲུམ་བུ་རྒྱ་གཟེར་དང་། །མིག་སེར་ལྷོག་ཐོད་བྱེན་ལྷོག་གསོད། །གཉན་རིམས་སྨྱོ་འབོག་མཐའ་དག་སེལ། །གཞན་ཡང་གཉན་སྲིན་མགོ་སྲིན་དང་། །ཆུ་སེར་ཚ་བ་དྲེག་གྲུམ་བུ། །ཚད་རིགས་སྨད་ཚད་གླང་ཐབས་དང་། །ཆམ་པ་གསར་རྙིང་གླང་ཐབས་སོགས། །ནད་ཀྱི་རིགས་སུ་གྱུར་པ་ལ། །ཐེངས་པ་ཙམ་གྱིས་ཆོག་པ་ཡིན། །རིལ་བུ་རེ་ཡིས་མི་རེ་སོས། །མི་རེ་སོས་པས་ཧ་རེ་རི། །དེ་ཕྱིར་ཧ་ཟི་དམར་པོ་ཟེར། །ཞེས་གསུངས་པ་ལྟར་རོ། །གཞན་ཧ་ཟི་དམར་པོ་ལུགས་འགའ་ལས་གཏེར་སྟོན་ཆེན་པོ་རཏྣ་གླིང་པའི་ལུགས་འདི་ཉིད་སོར་བཞག་དགོས་དོན་ནི། འདི་ལ་གཏེར་མའི་སྐོར་གྱི་རྟགས་བཙོས་རྣམས་ཁོ་ན་ཟབ། ཅེས་འཇམ་མགོན་བློ་གྲོས་མཐའ་ཡས་ཀྱིས་གཙིགས་ཆེན་པོས་གསུངས་ལ་གཏེར་ཆེན་ཁམས་གཙང་མཆོག་ནས། དེ་ཕྱིར་གཉན་ནད་གདུག་པའི་རིམས་ཐོད་ལ། །རྣམ་པ་མང་ཡང་རྒྱུད་དུ་ཆེར་མ་གསུངས། །དུས་ཀྱི་དབང་གིས་རྣམ་འགྱུར་སྣ་ཚོགས་སྟོན། །དེ་དང་བསྟུན་པའི་བཙོས་ཀྱང་

ཁྱད་པར་ཆེ། །དེ་ཕྱིར་དུས་བབ་གཏེར་མ་ཟབ་ཁྱད་འཕགས། ། ཞེས་གསུངས་པས་གཏེར་ཡོན་ཇི་བཞིན་དུ་བྱས་ཆོ་ཟབ་ཁྱད་ཆེ་བ་དང་། ཁྱད་པར་གཏེར་སྟོན་ཆེན་པོ་རཏྣ་གླིང་པ་ (༡༤༠༣-༡༤༧༨) ནི། རྟེན་འབྲེལ་རབ་དང་ཕུལ་དུ་གྱུར་པ་ཞེས་གསང་ཆེན་བསྟན་པའི་གསལ་བྱེད་ཆེན་པོ་གཏེར་སྟོན་བརྒྱ་རྩའི་རྣམ་ཐར་དག་ལས་ཡོངས་སུ་གྲགས་པས་རྟེན་འབྲེལ་ལའང་དམིགས་པའོ། །

གཞན་ཡང་། བདུད་རྩི་བུམ་ཆུང་ལས། འདི་ལ་བཟང་སྨན་མང་པོ་བཏང་བས་ཁོའི་རོགས་སུ་འགྲོ། གནད་ལ་བབས་པས་ཡུན་རིང་བཅོས་ལོང་མེད། ནད་གཞི་གང་ཡོད་ཐོག་ཏུ་འབབ། གསོ་དཀའ་བས་སྲོག་ལ་རྒོལ། ཞེས་གསུངས་པས་ཁ་འཛིན་སོགས་བཟང་སྨན་གྱི་རིགས་སྣ་མང་པོ་སྤྲད་པའང་མི་རིགས་ཤིང་། སྤྱིར་ན་གཉན་ནད་འགྲུལ་སྣ་ཤིན་ཏུ་སྣང་། །འདི་ཕྱིར་འགྲུལ་སྲུང་གལ་ཆེ་ཐབ་གཞོབ་འཛོམས། །ཞེས་འགྲུལ་སྣ་དང་འགྲོ་འོང་། མི་གཙང་གྲིབ་རིགས་ལ་འཛེམ་དགོས་ལ་བཅོས་ཀྱི་རྗེས་སུ་ཕལ་ཆེ་བར་རྗེས་གཅོད་ལོག་གནོན་དགོས་པའང་གཏེར་གཞུང་སོགས་ལས་རྟོགས་པར་བྱའོ། །

༣ གཉན་རིམས་སྲུང་ཞིང་ཞི་བར་བྱེད་པའི་བྱུག་པ་དང་བདུག་པ། འཁོར་ལོ། སྔགས་སོགས་ཀྱི་སྐོར།

གཏེར་སྨན་ཁག་ནས་གཉན་རིམས་གདུག་ཅན་རྣམས་མི་འབྱུང་སྲུང་བར་བྱེད་པ་དང་། བྱུང་ཟིན་ཞི་བར་བྱེད་པའི་ཟབ་

ཁྱད་ཀྱི་རྫས་སྡིགས་སོགས་སྣ་ཚོགས་བྱུང་ཞིང་། གཅིག་ནས་ཟབ་གསང་དང་། གཉིས་ནས་ཡིག་ཚོགས་ལ་འཛིགས་ཏེ་འདིར་རེ་རེ་བཞིན་མི་སྤྲོ་བར་དེའི་སྐོར་ལ་འཇམ་མགོན་ཀོང་སྤྲུལ་རིན་པོ་ཆེས། འདི་ལ་གཏེར་མའི་སྐོར་གྱི་རྟགས་བཙོས་རྣམས་ཕོ་ན་ཟབ་པ་ལས་རྒྱུད་བཞི་སོགས་སུ་ཆེར་མི་འབྱུང་ཞིང་སྡེ་སྲིད་ལྷན་ཐབས་དང་ཀརྨ་ངེས་ལེགས་ཀྱི་ཨེ་ཝཾ་རྣམས་སུ་ཞིབ་ཆ་ཆེ་བས་དཔེ་དེ་དག་འཕྲལ་དཔང་དགོས་པར་སྣང་། གཏེར་བྱོན་དྲག་ཁྲོས་དང་བདུད་རྩི་བུམ་པའི་སྒོམ་བཟླས་ཆག་མེད་ལྟ་བུ་ལྷ་སྡིགས་ཀྱིས་སྲུང་བ་དང་། གུ་གེ་ཆིག་དྲིལ་དང་རྡོ་རྗེ་ཁྲབ་རིང་སོགས་རྫས་འཁོར་ལོས་སྲུང་བ་རྣམས་རང་གཞན་སུ་ལའང་གལ་ཆེ། ཞེས་དང་། འབྲོ་རྩེ་བེའུ་བུམ་ལས་བསྟན་པའི་རང་བྱུང་རྡོ་རྗེའི་མན་ངག་ཟབ་མོ་རིམས་སྲུང་གི་སྐོར་རྣམས་ཟབ་པས་དེ་དག་ལ་གཟིགས་འཚལ་ཞེས་རེ་ཞིག་དེ་ཙམ་གྱིས་འཐུས་པར་བྱས་སོ། །

ས་བཅད་གསུམ་པ། དེ་དག་གཏེར་གཞུང་སོགས་ནས་ཇི་བཞིན་གསུངས་པ་ལྟར་ལག་ལེན་དགོས་ཚུལ་བསྟན་པ།

གཏེར་ཆེན་ཁམས་གཙང་འབྲུག་རྒྱལ་མཆོག་ནས། རྫས་སྡིགས་སྲུང་བ་ཅན་ལ་འདི་མི་ལྡང་། །ཞེས་གསུངས་པ་ལྟར་གོང་སྨོས་རིམས་སྲུང་ལུས་ལ་གདགས་བྱ་དང་། ཁོང་དུ་བསྟེན་བྱའི་ཞི་སྦྱོང་གི་གཉེན་པོ། དེ་བཞིན་བྱུག་པ་དང་བདུག་པ། འཁོར་ལོ།

སྔགས་སོགས་ཐམས་ཅད་ལ་རང་གཞུང་ནས་ཇི་བཞིན་བསྟན་པའི་རྫས་སྔགས་ཏིང་འཛིན་གསུམ་གྱི་ནུས་པ་རྣམས་འཚོག་ཆེ་དེ་བས་ནུས་པ་དཔག་ཏུ་མེད་ཅིང་། དེ་ཡང་གཏེར་གཞུང་ཙམ་མིན་པར་དཔལ་ལྡན་རྒྱུད་ཀྱི་བྱ་བྱེད་སྨན་པའི་སྐབས་ནས་ཀྱང་སྨན་གྱི་ཕུད་མཆོད་ལ་རྫས་སྔགས་ཏིང་འཛིན་གྱི་སྐོར་ལེགས་པར་བསྟན་པས་རྟོགས་པར་བྱ་ཞིང་། གོང་བསྟན་ཧ་ཟེ་དམར་པོ་ལ། རིལ་བུ་ཧ་མགྲིན་དམར་པོ་བསྐྱེད། །ཅེས་དམིགས་ཀྱིས་བསྟན་པ་དང་། དེ་བཞིན་བྱ་ཁྱུང་རིལ་བུ། ཕྱག་རྡོར་རིལ་བུ། ལོ་གྱོན་རིལ་བུ། ནག་པོ་དགུ་སྦྱོར་སོགས་ཐམས་ཅད་ལ་རང་རང་གི་ལས་ཚོགས་ལྟར་བསྒྲུབ་རྒྱུ་གནད་ཆེ་ལ་དེང་གི་ཆར་གསོ་རིག་གཞན་ལ་མེད་པའི་ཁྱད་ཆོས་སུ་མངོན་ནོ། །

དེ་མིན་སྦྱོང་བ་དངོས་སུ་ལྷུར་མི་བཞེས་པར་རང་རེའི་སྨན་རྫས་དང་རིམས་སྲུང་དེ་དང་འདི་རྣམས་ལ་ནུས་པ་མེད་རབས་སྙིང་བ་དག་ལ་ཐུགས་གཟན་གྱི་གཏམ་སྨྲ་བའི་སྤོབས་པ་མེད་ཀྱང་ཕྱིས་བྱོན་གཏེར་ཆེན་པདྨ་ཆོས་དབྱིངས་རོལ་བའི་བློ་གྲོས་སམ་ཡོངས་གྲགས་སུ་ཁམས་གཙང་སྨན་པ་འབྲུག་རྒྱལ་མཆོག་ནས་གསུངས་པའི་མངོན་གཟིགས་ཞལ་གསུང་དྲོན་མོ་ལུང་འདྲེན་གྱིས་ཐུགས་གསོ་བར་བྱ་སྟེ། དེ་ཡང་། ཁ་ཅིག་འདི་ལྟར་རྫས་སྔགས་འཁོར་ལོ་ཡིས། །ངེས་པར་འགོག་བར་ནུས་ན་ཡུལ་འདི་ཙ། །ནད་རིམས་འབྱུང་བར་མི་རིགས་ཟེར་ཡང་ཐོས། །བརྒྱུད་ལྡན་མཁས་པའི་ཞལ་ནས་སྙན་དུ་བརྒྱུད། །སྨིན་

གྲོལ་གདམས་པའི་བསྙེན་སྒྲུབ་ཚད་དུ་འཕྲོལ། །ཛས་སྔགས་ཏིང་འཛིན་（རབ་གནས）ལྡན་ན་བསྲུང་བས་ཐུབ། །སྒྲུབ་པའི་དྲོད་ཚད་རྙེད་ན་སྔགས་ཀྱིས་འཇོམས། །མཐོང་བརྒྱུད་ལག་ལེན་མ་ནོར་ཛས་ཀྱིས་འགོག །འབྲུམ་པ་རིམས་དང་གག་ལྷོག་མི་ཕྱུགས་ནད། །འགོག་སྲུང་བཅོས་དང་རྒྱུན་བཅད་ལོ་རྒྱུས་ནི། །མེས་པོ་ནས་བཟུང་ད་ལྟའི་བར་དག་ཏུ། །མཐོང་ཆོས་མངོན་སུམ་གྱུར་ལ་སུ་ཞིག་བསྙོན། །འོན་ཀྱང་ཡང་དག་ལག་ལེན་གནད་མེད་པར། །སྔགས་རྣམས་མ་དག་གསེར་ལ་སླད་ཞུགས་འདྲ། །ཛས་རྣམས་མ་ཚང་རྣོ་མཚོན་ངར་མེད་འདྲ། །ཏིང་འཛིན་རབ་གནས་མེད་པའི་སྲུང་བ་རྣམས། །འགོག་པར་རློམ་ཡང་ཕན་ནུས་ཆུང་བར་མཐོང་། །བསྙེན་པ་མ་ཡོངས་བཀའ་མེད་ལུང་སྤྱུག་གི །སྔགས་ཀྱི་ནུས་པ་ཤོག་གུའི་ཁྲབ་དང་མཚུངས། །ཛས་སྦྱ་ཚང་ཡང་སྔགས་ཀྱིས་མ་བརླབས་ན། །དྲི་ངན་འཐུལ་བ་ཙན་པོའི་འོག་ཧླུང་འདྲ། །དེ་ཕྱིར་ཡང་དག་གནད་ཀྱི་མན་ངག་རྣམས། །མེད་ན་ཧླུན་རྫོངས་ཡོག་ལྟ་སྐྱེ་བའི་རྒྱུ། །དད་བརྩོན་ཤེས་རབ་ལྡན་ཞིང་ལྷར་ཡིད་ཆེས། །སྙིང་རྗེས་གཞན་ཕན་བློ་ཡི་ཀུན་སློང་གིས། །རྟེན་འབྲེལ་ཟབ་མོའི་སྒོ་འདི་ཉམས་བླངས་ན། །ཕན་འབྲས་བརྒྱ་ཕྲག་ཐོབ་པ་ལག་ལེན་ཡིན། །ཇི་ལྟར་ནོར་བུ་རིན་ཆེན་རང་ལག་ཏུ། །ཐོབ་ཀྱང་འདོད་དོན་གསོལ་བ་མ་བཏབ་ན། །ཡོན་ཏན་གང་ཡང་མི་འབྱུང་རྫ་བ་བཞིན། །དེ་ལྟར་སྔགས་ཀྱི་གསང་བ་ཟབ་མོའི་གནད། །གཞན་གྱིས་རྟོགས་པར་དཀའ་ཞིང་མི་བསླུ་བ། །

བསམ་གྱིས་མི་ཁྱབ་འཕགས་པའི་སྤྱོད་ཡུལ་འདི། །ཉམས་སུ་མ་བླངས་ཡིད་ཆེས་ག་ལ་ཐོབ། །བཙུད་ལེན་གཞན་དང་སྟོང་ཕྲག་ཆར་མི་ཉེ། །རིང་འཚོའི་སྒྲུག་གི་ནོར་བུ་ཁོ་ན་ཡང་། །ཚུལ་བཞིན་ལག་ལེན་བྱེད་པ་ཉིན་སྐར་ཙམ། །མན་ངག་ཁྲི་ལ་བསྟན་ཀྱང་དོན་མི་འགྱུར། །ཡོན་ཏན་ཕར་ལ་བཙོང་བས་ཆུ་མི་སྟེར། །སྙིགས་དུས་སྐྱེ་བོས་ནོར་བུའི་ངོ་མི་ཤེས། །བདེན་གསུང་རྒྱལ་བའི་བཀའ་ཡང་ཡིད་གཉིས་ཟ། །དེ་ལྟའི་འགྲོ་བ་འགའ་ལ་བྱ་ཐབས་བྲལ། །དཔྱོད་ལྡན་སྐྱེས་བུ་འགའ་ལ་ཕྱོགས་སྟོན་ཡིན། །ཕ་ནོར་ཕུགས་ན་ཅི་ཡོད་བུས་མ་ཤེས། །དོན་མེད་དབུལ་ཕོངས་སྤྱོད་དང་ཆོས་མཚུངས་སོ། །ཞེས་གསུངས་སོ། །

མཇུག་བསྡུ་བ།

མདོར་ན་ནད་རྣམས་ཀུན་དང་ཁྱད་པར་གཉན་རིམས་ཀྱི་རྒྱུ་ནི་བག་ལ་ཞ་བའམ་མི་མངོན་པ། རེ་ཞིག་རྣམ་པར་མི་འགྱུར་བའི་ཚུལ་དུ་གནས་པས་ནད་དེ་དག་སློང་བར་བྱེད་པའི་རྐྱེན་བཞིའམ་གཉིས། དེ་བས་རྐྱེན་གཙོ་བོ་སྒོ་གསུམ་གྱི་སྤྱོད་ལམ་ལ་ཧག་ཏུ་བྱ་ར་དང་། རྣམ་པ་ཀུན་ཏུ་འཚེ་བ་སྤོང་རྒྱུ་ནི་གནད་ཆེ་སྟེ། གཡུ་ཐོག་སྙིང་ཐིག་བླ་སྒྲུབ་ཀྱི་ཆོས་སྐོར་ལས། རང་གི་ལུས་ངག་ཡིད་ལ་དཔེ་ཡོང་ལ། །གཞན་ལ་གནོད་ཅིང་འཚེ་བ་སྙིང་ནས་སྤོངས། །ཞེས་གསུངས་པ་ལྟར་དང་། རྒྱུ་རྐྱེན་ལྡན་ཚོགས་ཀྱི་གདུག་ཅན་གཉན་རིམས་དག་ལ་ཉེ་བརྒྱུད་གཏེར་མ་ནི་རྣག་ལ་གཙགས་བུ་ལྟ་བུ་ཤིན་ཏུ་རྣོ་ཞིང་དུས་ལ་བབས་པའི་ཆོས་ཉིད་

ཏུ་གྱུར་བས་དེ་དག་རྒྱུན་འཛིན་དང་། ཞིབ་འཇུག་འདོན་སྤེལ་བྱ་རྒྱུའི་ཀུན་སློང་དང་བཅས་སློབ་དཔོན་བཀའ་དྲིན་ཅན་གོ་འཛོ་དབང་འདུས་མཆོག་དང་། གཏེར་ཆེན་ཁམས་གཙང་འབྲུག་རྒྱལ་གྱི་ཞལ་སློབ་རྗེ་སྐལ་བཟང་པདྨ་དགའ་བའི་བློ་གྲོས། ཁྲོ་སྤྲུལ་ཟླུ་སྒྲུབ་རྒྱ་མཚོ་སོགས་ཀྱི་ཞལ་སྔ་ནས་གཏེར་སྨན་བདུད་རྩི་བུམ་པ་ཆེ་ཆུང་གསོས་རིན་གཏེར་སྨན་ཡིག་འགའ་དང་། མན་ངག་ལྷན་ཐབས་མ་བུ། ནག་པོ་དགུ་སྦྱོར་སྒྲུབ་པའི་དམིགས་རིམ། གཏེར་ཆེན་ཁམས་གཙང་རིན་པོ་ཆེའི་སྨན་ཡིག་སོགས་ཀྱི་བཀའ་ལུང་ལེགས་པར་ཐོབ་པའི་རྫོངས་ཧུལ་བན་ཟླུར་མིང་ཅན་གྱིས་རབ་རྒྱན་སྒྱུར་བྱེད་རྒྱལ་ཟླའི་འབྲས་ཚེས་དགེ་བར་སྦྱར་ཞིང་། ཉེས་པའི་ཚོགས་ཀུན་དྲང་སྲོང་གོང་མ་རྣམས་ཀྱི་སྤྱན་སྔར་བཤགས་ལ། དགེ་འབྲས་ཧ་ཟ་ཙམ་མཆིས་ཚེ་གཉན་རིམས་གདུག་ཅན་རྣམས་ཀྱི་མིང་ཙམ་ཡང་མྱུར་བར་ཞི་སྟེ་ལུས་ཅན་རྣམས་ཕུན་ཚོགས་སྡེ་བཞིའི་དཔལ་སྤྱོད་པའི་གསོས་སུ་བསྔོའོ། །སརྦ་མངྒ་ལཾ།། །།

以挖掘藏医伏藏方药特色探讨藏医防疫诊疗方法之“除疫芬芳”

藏医伏藏文献是藏医文献的重要组成部分，也是一种特殊的文献。众所周知，《大宝伏藏》是伏藏文献的大集合，仅在《大宝伏藏》中，与藏医药学相关的文献就多达46种。因此，藏医伏藏文献对藏医药学的研究具有非常重要的意义。这些文献的主要内容为预防与保健、诊断与治疗、药物与配方等，其中关于祛疫避瘟的文献及伏药举不胜举。为挖掘藏医对预防及治疗传染病的特殊诊疗方法，该论文以藏医近承——伏藏文献为依据，主要对人们因饮食不当所引起的聂仁病（瘟疫病）及分支传染性肺炎、肺痨胸痛的诊治作了论述。另外，对于2019年年底出现的新型冠状病毒肺炎的诊治，笔者从伏藏文献中找出伏藏药方进行了研究探讨，呼吁学者们重视挖掘、研究藏医伏藏方药，为防疫工作做出贡献。

མཇུག་བྱང་།

འདིར་མཇུག་བྱང་གི་ཚུལ་དུ་བྱ་བ་འདི་རྩོམ་པའི་ཐོག་མཐའ་བར་གསུམ་དུ་ཐུགས་བརྩེའི་གསོན་ཤུགས་སྤྲིན་མཛད་ཡོན་ཏན་ཀུན་གྱི་གཞིར་གྱུར་དགེ་བའི་བཤེས་གཉེན་སྤྱི་དང་། ཡང་སྒོས་ཐོག་མར་ཞལ་སྐྱུལ་མཛད་ཅིང་བར་དུ་ཡང་ནས་བསྐྱར་དུ་བྱ་བ་འདི་ལ་ལྷག་བསམ་ཟླ་མེད་པའི་ཐོག་རྒྱབ་སྐྱོར་གནང་མཁན་བོད་ལྗོངས་བོད་ལུགས་གསོ་རིག་སློབ་ཆེན་གྱི་དགེ་རྒན་ཆེ་མོ་བ་གོང་དཀར་ཚེ་རིང་མཆོག་དང་། བོད་ལྗོངས་སློབ་ཆེའི་དགེ་རྒན་ཆེ་མོ་བ་མིག་དམར་དབང་འདུས་མཆོག །ཀན་ལྷོ་བསང་ཆུ་རྫོང་བོད་སྨན་ཁང་གི་དབུ་འཛིན་རྒན་སངས་རྒྱས་དོན་འགྲུབ་མཆོག །སྡེ་དགེ་རྫོང་བོད་སྨན་ཁང་གི་དབུ་འཛིན་སྐུ་གཞོན་རྒན་ཨོ་རྒྱན་བསྟན་འཛིན་མཆོག །བོད་ལྗོངས་སྨན་རྩིས་ཁང་གི་འབུམ་གཞོན་སྨན་པ་རྒན་སྐལ་ལྡན་ཉི་མ་མཆོག །བོད་ལྗོངས་བརྙན་འཕྲིན་ལས་ཁུངས་ཀྱི་གྲོགས་པོ་ནོར་བུ་ཚེ་རིང་མཆོག་སོགས་དང་། རྒྱ་ཡིག་ཡིག་སྒྱུར་མཁན་ཞིབ་འཇུག་སློབ་མ་ནང་ཆེན་བ་ཐར་པ་རྒྱལ་མཚན་དང་ཞུས་དག་པ་གྲོགས་ནོར་བུ་ཚེ་རིང་། པར་རིས་སྒྲིག་བཟོ་བ་རང་སློབ་

མཆོ་སྣ་སྨན་རྩིས་ཁང་གི་འཚོ་བྱེད་ཟླ་བ་བསོད་ནམས་དང་། བོད་ལྗོངས་བོད་ལུགས་གསོ་རིག་སློབ་ཆེའི་གྲོགས་པོ་དགེ་རྒན་བསྟན་འཛིན་ཆོས་འཕེལ། རང་སློབ་ཞིབ་འཇུག་སློབ་མ་ངག་དབང་བསྟན་འཛིན་དང་བློ་བཟང་རྣམ་རྒྱལ། སྡེ་དགེ་གླིང་ཚང་ལྷ་བཟོ་ཐུབ་བསྟན་བརྩོན་འགྲུས་སོགས་ནས་དངོས་ཤུགས་ཅི་རིགས་ཀྱིས་ཕྱག་རོགས་གནང་ཞིང་། དེ་བས་བོད་རང་སྐྱོང་ལྗོངས་སྨན་རྩིས་ཁང་རིག་སློབ་ཁྲིའུའི་དབུ་འཛིན་འབུམ་རམས་སྨན་པ་རྒན་ཆེ་སྟོབས་ལགས་མཆོག་ནས་པར་སྐྲུན་གྱི་ཐུགས་འགན་ཡོངས་སུ་བཞེས་པ་སོགས་རྣམ་དཀར་གྱི་བྱ་བ་འདི་ལ་དལ་འགྲོའི་རྒྱུན་ལྟར་ཐུགས་ཁུར་ཟབ་བཞེས་གནང་མཁན་ཡོད་དོ་ཅོག་ལ་དགྲུས་གཅིག་ཏུ་ལག་ཟུང་གི་པདྨོ་སྙིང་ཁར་བཅངས་ཏེ་སྒོ་གསུམ་གུས་པས་ཐུགས་རྗེ་ཆེ་ཞེས་ཞུ་རྒྱུའོ། ། །

སྨྲས་པ།

རང་རིགས་མེས་པོའི་རྣམ་དཔྱོད་རྩལ། །
རང་གཞུང་ཐུན་མིན་ངོ་མཚར་འབྲས། །
རང་ལུགས་གསོ་རིག་ཁྱད་འཕགས་སྲོལ། །
རང་ཅག་ཐུན་མོང་བདེ་ཕྱིར་སྤེལ། །

后　记

衷心感谢在此书编辑出版过程中给予大力支持的各位老师，特别是多次给予本人无私关怀与帮助的贡嘎·次仁（西藏藏医药大学教授）、全权负责出版事宜的才多[西藏自治区藏医院（门孜康）文教处处长、主任医师]，感谢汉文翻译者塔巴江才（西藏藏医药大学研究生）、汉文翻译校对者罗布次仁（西藏广播电视台副译审），感谢插图编辑达瓦索朗（山南市措那藏医院医师），以及旦增曲培（西藏藏医药大学副教授）、阿旺旦增（西藏藏医药大学研究生）、洛松郎加（西藏藏医药大学研究生）、土登尊珠（德格岭仓画家），感谢四川民族出版社编辑人员。对你们致以最真诚的谢意！

དཔེ་སྐྲུན་པ། ཨ་སྟགས་ཚེ་རིང་བཀྲ་ཤིས།
རྩོམ་སྒྲིག་འགན་འཁུར་པ། རྡུའུ་རུང་། ཁྲིན་གོང་། འོད་ཟེར། ཉིང་བཀྲ།

༄། །རིམས་སྲུང་དང་འབྲེལ་བའི་བོད་ལུགས་གསོ་རིག་མཁས་པའི་ཞལ་གདམས་བརྒྱ་རྩ་བརྒྱད་བཞུགས་སོ། །

པན་ཟུར་འཛིགས་མེད་ཀྱིས་རྩོམ་སྒྲིག་བྱས།

སི་ཁྲོན་མི་རིགས་དཔེ་སྐྲུན་ཁང་གིས་པར་དུ་བསྐྲུན་ནས་བཀྲམ།

༢༠༢༡ལོའི་ཟླ་༡༠པར་པར་གཞི་དང་པོ་བསྒྲིགས།

༢༠༢༣ལོའི་ཟླ་༡༡པར་པར་ཐེངས་བཞི་པ་དཔར།

དེབ་ཚད། ༡༠༧mm × ༡༧༥mm

དཔར་ཤོག ༣.༢༥

ཡིག་འབྲུ་སྟོང་། ༤༠

དཔེ་རྟགས། ISBN 978–7–5733–0087–4

དཔེ་རིན་སྒོར། ༢༥.༠༠
